中国医学临床百家

妊娠滋养细胞肿瘤
协和 2017 观点

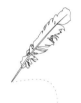

主　编　向　阳

编　委（按汉语拼音排序）

计鸣良　蒋　芳　任　彤　师晓华

万希润　向　阳　杨隽钧　赵　峻

科学技术文献出版社
SCIENTIFIC AND TECHNICAL DOCUMENTATION PRESS

·北京·

图书在版编目（CIP）数据

妊娠滋养细胞肿瘤 协和2017观点 / 向阳主编. —北京：科学技术文献出版社，2017.9（2019.1重印）

ISBN 978-7-5189-3259-7

Ⅰ.①妊… Ⅱ.①向… Ⅲ.①绒毛膜瘤—研究 Ⅳ.① R737.33

中国版本图书馆 CIP 数据核字（2017）第 219242 号

妊娠滋养细胞肿瘤协和2017观点

策划编辑: 蔡　霞　　责任编辑: 蔡　霞　　责任校对: 张吲哚　　责任出版: 张志平

出　版　者	科学技术文献出版社	
地　　　址	北京市复兴路15号　　邮编　100038	
编　务　部	(010) 58882938，58882087（传真）	
发　行　部	(010) 58882868，58882870（传真）	
邮　购　部	(010) 58882873	
官 方 网 址	www.stdp.com.cn	
发　行　者	科学技术文献出版社发行　全国各地新华书店经销	
印　刷　者	北京虎彩文化传播有限公司	
版　　　次	2017 年 9 月第 1 版　2019 年 1 月第 5 次印刷	
开　　　本	710×1000　1/16	
字　　　数	108千	
印　　　张	12　彩插4面	
书　　　号	ISBN 978-7-5189-3259-7	
定　　　价	98.00元	

序
Foreword

韩启德

　　欧洲文艺复兴后，以维萨利发表《人体构造》为标志，现代医学不断发展，特别是从 19 世纪末开始，随着科学技术成果大量应用于医学，现代医学发展日新月异，发生了根本性的变化。

　　在过去的一个世纪里，我国现代化进程加快，现代医学也急起直追。但由于启程晚，经济社会发展落后，在相当长的时期里，我国的现代医学远远落后于发达国家。记得 20 世纪 50 年代，我虽然生活在上海这个最发达的城市里，但是母亲做子宫切除术还要到全市最高级的医院才能完成；我患猩红热继发严重风湿性心包炎，只在最严重昏迷时用过一点青霉素。20世纪60—70年代，我从上海第一医学院毕业后到陕西农村基层工作，在很多时候还只能靠"一根针，一把草"治病。但是改革开放仅仅30多年，我国现代医学的发展水平已经接近发达国家。可以说，世界上所有先进的诊疗方法，中国的医生都能做，有的还做得更好。更为可喜的是，近年来我国医学界开始取得越来越多的原创性成果，在某些点上已经处于世界领先地位。中国医生已经不再盲从发达国家的疾病诊疗指南，而能根据我们自己的经验和发现，根据我国自己的实际情况制定临床标准和规范。我们越来越有自己的东西了。

要把我们"自己的东西"扩展开来，要获得越来越多"自己的东西"，就必须加强学术交流。我们一直非常重视与国外的学术交流，第一时间掌握国外学术动向，越来越多地参与国际学术会议，有了"自己的东西"也总是要在国外著名刊物去发表。但与此同时，我们更需要重视国内的学术交流，第一时间把自己的创新成果和可贵的经验传播给国内同行，不仅为加强学术互动，促进学术发展，更为学术成果的推广和应用，推动我国医学事业发展。

我国医学发展很不平衡，经济发达地区与落后地区之间差别巨大，先进医疗技术往往只有在大城市、大医院才能开展。在这种情况下，更需要采取有效方式，把现代医学的最新进展以及我国自己的研究成果和先进经验广泛传播开去。

基于以上考虑，科学技术文献出版社精心策划出版《中国医学临床百家》丛书。每本书涵盖一种或一类疾病，由该疾病领域领军专家撰写，重点介绍学术发展历史和最新研究进展，并提供具体临床实践指导。临床疾病上千种，丛书拟以每年百种以上规模持续出版，高时效性地整体展示我国临床研究和实践的最高水平，不能不说是一个重大和艰难的任务。

我浏览了丛书中已经完稿的几本书，感觉都写得很好，既全面阐述有关疾病的基本知识及其来龙去脉，又介绍疾病的最新进展，包括笔者本人及其团队的创新性观点和临床经验，学风严谨，内容深入浅出。相信每一本都保持这样质量的书定会受到医学界的欢迎，成为我国又一项成功的优秀出版工程。

《中国医学临床百家》丛书出版工程的启动，是我国现代医学百年进步的标志，也必将对我国临床医学发展起到积极的推动作用。衷心希望《中国医学临床百家》丛书的出版取得圆满成功！

是为序。

作者简介
Author introduction

　　向阳，现任中国医学科学院中国协和医科大学北京协和医院妇产科学系副主任，教授、博士研究生导师、首批协和学者特聘教授。担任国际滋养细胞肿瘤学会执行委员及第19届执行主席，中华医学会妇科肿瘤分会副主任委员，中国医师协会整合医学分会妇产疾病整合专业委员会主任委员，中国医师协会妇产科分会妇科肿瘤专业委员会主任委员，中华医学会妇产科学分会委员，中国抗癌协会妇科肿瘤专业委员会常委，北京医学会妇科肿瘤分会主任委员，北京医学会妇产科分会副主任委员，北京医师协会妇产科分会副会长。

　　向阳教授同时兼任《中国实用妇科与产科杂志》《中国妇产科临床杂志》副主编,《中华妇产科杂志》《国际妇产科杂志》《生殖医学杂志》《现代妇产科进展》《实用妇产科杂志》等杂志常务编委或编委。

　　向阳教授主要致力于妇科肿瘤与妇产科遗传的临床及实

验研究，尤其对滋养细胞肿瘤的诊断与治疗有独特的见解，并取得重要成绩。曾相继获得多项国家自然科学基金、国家十五公关项目、国家十一五、十二五支撑计划、教育部、国家卫生和计划生育委员会及中国医学科学院科研基金资助。曾于1998年及2000年两次获得北京市科技进步二等奖，2005年及2007年两次获得中华医学科技奖，2006年获得国家科技进步二等奖，2016年获得北京市医学科技奖一等奖。于2004年获得由人力资源和社会保障部等七部委授予的"首批新世纪百千万人才工程国家级人选"称号，并享受国务院政府特殊津贴。

向阳教授在国内外学术刊物共发表论文400余篇，其中SCI收录70余篇。主编有《宋鸿钊滋养细胞肿瘤学》《滋养细胞肿瘤的诊断与治疗》《子宫肿瘤》《协和妇产科查房手册》等多部专著，主译《Novak妇科学》《临床妇科肿瘤学》《妇产科遗传学》《儿童及青少年妇科学》《妇产科急诊学》《外阴疾病图谱》等多部译著。参与编写医学著作数十部，并著有《妇科肿瘤210个怎么办》《探密妇科肿瘤》《协和名医谈妇科肿瘤》等多部科普书籍。

前言

Preface

妊娠滋养细胞疾病（gestational trophoblastic disease，GTD）是一组与妊娠相关的不常见疾病，可以分为良性的葡萄胎及恶性的妊娠滋养细胞肿瘤（gestational trophoblastic neoplasm，GTN），前者分为部分性葡萄胎和完全性葡萄胎，后者包括较常见的侵蚀性葡萄胎（invasive mole）、绒毛膜癌，以及较为少见的胎盘部位滋养细胞肿瘤（placental site trophoblastic tumor，PSTT）和上皮样滋养细胞肿瘤（epithelial trophoblastic tumor，ETT）。虽然2014年世界卫生组织（World Health Organization，WHO）妇科肿瘤病理新分类将侵蚀性葡萄胎列为交界性或不确定性肿瘤，但在临床处理上仍将其归类于恶性肿瘤。

北京协和医院宋鸿钊院士自20世纪50年代开始，领导研究小组对该肿瘤的发生发展及诊断与治疗进行了潜心研究，并取得了巨大成功。首创大剂量5-氟尿嘧啶等化学药物治疗绒毛膜癌，取得了突破性治疗效果，初治患者病死率由过去的 90% 以上下降至 15% 以下。而且随着人们对该肿瘤生物学行为认识的不断加深，以及临床诊断技术与化疗药物的进一步发展与完善，滋养细胞肿瘤的早期诊断率及治愈率也在不断提高。然而，临床上依然存在对滋养细胞肿瘤尤其是高危患者初次治疗的不规范行为，从而导致了一部分患者并未能接受正规治疗而发展为耐药或晚期多脏器转移的危重患者，这一部分患者也就构成了滋养细胞肿瘤治疗失败的主要原因。另外，由于 GTN 是目前国际妇产科联盟（Federation International of Gynecology and Obstetrics，FIGO）和国际妇科肿瘤协会（International Society of Gynecologic Cancer，ISGC）认可的唯一可以没有组织病理学证据就可以进行临床诊断的一种妇科恶性肿瘤。因此对于一些不典型病例，临床上易造成漏诊或误诊，导致延误治疗或者错误治疗，给患者带来不必要的经济损失和身心伤害。因此，对于妊娠滋养细胞肿瘤而言，目前临床上应更进一步强调诊断与鉴别诊断的重要性，防止误诊误治；同时要重视妊娠滋养细胞肿瘤初治的规范化，预防耐药与复发的发生。

特别是近些年来，人们对妊娠滋养细胞疾病的病理有了新的认识；对葡萄胎的发生发展的分子遗传学机制有了更深入的理解；对低危 GTN 患者治疗方案的选择也存在诸多争议与建议；在高危患者中进一步强调了超高危患者的处理策略；对于中间型滋养细胞肿瘤的生物学行为及临床特征也有了新的认识，从而更有效地指导了临床对妊娠滋养细胞肿瘤患者的处理。因此，我们组织编写了《妊娠滋养细胞肿瘤协和 2017 观点》一书，旨在强调规范化诊断与治疗的同时，将一些新的观点、研究进展也进行了阐述。既体现了国际前沿学术动态，又将北京协和医院自己的经验与研究成果介绍给广大临床医师，希望能对临床实际工作起到一定的帮助与参考的作用。当然，书中一定还存在一些不足之处，希望读者与同道们多予批评指正。

目 录
Contents

妊娠滋养细胞疾病的流行病学现状及特点

妊娠滋养细胞疾病（gestational trophoblastic disease，GTD）是起源于胎盘滋养细胞的一类疾病，其中最常见的包括葡萄胎和绒毛膜癌，其发病率在不同地区、不同种族之间差别较大，环境和遗传因素在其发病中起到了重要作用。由于其发病率调查受诸多因素的影响，因此在查阅相关流行病学资料时，应考虑到以下混杂因素的影响。

（1）所有类型的 GTD 都发生于前次妊娠之后，尽管有时候未必是由末次妊娠引起的

在描述 GTD 发病率时，最理想的情况是采用总妊娠数作为分母，包括流产（自然流产、人工流产）、异位妊娠、活产、死产、死胎，理论上应纳入所有已知和未知的妊娠。然而，由于实际应用中总妊娠数难以估计，多数 GTD 的流行病学研究采用其他"总数"作为分母（如常用特定医院的分娩数或活产数），造成

过高估计 GTD 的发病率。

（2）GTD 诊断例数同样受多因素的影响

诊断时间上，在 WHO Scientific Group 提出诊断建议之前，流行病学研究使用多种其他诊断来描述葡萄胎，例如"破坏性胎块""侵蚀性胎块""转化性胎块""水泡样变性"等，导致难以在各研究间进行比较。近些年，临床与实验室诊断的新技术（如 DNA 流式细胞术、原位杂交、PCR 等）帮助提高了估计 GTD 发病例数的准确性，这些技术可以把部分过去被诊断为 GTD 的病例明确归为早期流产，但尚未被广泛应用。对于所有类型的 GTD，其滋养细胞组织在遗传学上都有别于母体（即患者），还会包含来自父系的遗传物质。但不同类型的 GTD 仍有差别，例如完全性葡萄胎（complete hydatidiform mole，CHM）多为孤雄二倍体，部分性葡萄胎（partial hydatidiform mole，PHM）多为双雄三倍体。新近研究使用上述技术区分两者，并区分 PHM 与普通三倍体妊娠，使得 CHM、PHM 等诊断例数比过去的资料更为确切。少见类型的 GTD，例如胎盘部位滋养细胞肿瘤（placental site trophoblastic tumor，PSTT）、上皮样滋养细胞肿瘤（epithelial trophoblastic tumor，ETT）等更是在近些年才被认识，PSTT 以往曾被认为是良性疾病，因此应慎重比较新老资料。

诊断方法上，与多数恶性肿瘤不同，GTD 的随访和治疗更依赖疾病的生物学表现，而非病理诊断。有时单纯基于持续升高

或上升的血清 β- 人绒毛膜促性腺激素即可做出诊断且开始治疗，这其中可能包含部分误诊病例。不论纳入或排除缺少病理诊断的病例，都可能对流行病学资料的完整性产生影响。近年引入的影像学新技术，如超声、彩色多普勒超声、磁共振影像（MRI）、计算机断层扫描（CT）和 PET-CT 等，帮助提高了临床诊断的准确性。

（3）其他因素

基于医院内资料的研究倾向高估了发病率，因为某些地区有家庭分娩的习惯，与家庭分娩无并发症的妊娠相比，住院分娩中肿瘤或其他有异常的妊娠更为多见。对于区域转诊中心而言更为如此，因为这些较大医院主要收治各地转诊患者，所以 GTD 患者相对集中，会造成高估发病率、恶变率的现象。而来自医疗保障比较欠缺的社区资料则可能漏报 GTD 病例，而造成发病率的低估。

1. 妊娠滋养细胞疾病的发病率调查结果

根据不同年代国外文献对各地区葡萄胎和绒毛膜癌发病率情况的报道，世界不同地区差异很大，亚洲国家（如印度尼西亚、菲律宾、泰国、日本等）的葡萄胎和绒毛膜癌发病率均高于西方国家。有自然流产史、葡萄胎病史可增加 CHM 或 PHM 的危险。其他文献也报道非白种人西班牙裔、美洲印第安人和爱斯基摩人中的 GTD 发病率较高。过去认为在东南亚国家中约每

300 ～ 500 次妊娠中有一次葡萄胎，每 4000 ～ 5000 次妊娠中有一次绒毛膜癌；在欧美国家则每 2000 ～ 2500 次妊娠中有一次葡萄胎，每 30 000 ～ 50 000 次妊娠中有一次绒毛膜癌。

如前所述，解读不同地区间的发病率差异时，应当考虑到估计发病率过程中的干扰因素。其中，由于绒毛膜癌相比 GTD 更为罕见，在统计过程中的混杂因素影响更为明显。但是，目前绝大多数的数据都强烈支持东方国家（尤其是南亚国家）女性 GTD 的发病率更高。

在我国，国际著名妊娠滋养细胞疾病专家宋鸿钊首先于 1981 年以我国 23 个省市的人群为基础，对葡萄胎发病率进行了回顾性研究，共调查 202 万余妇女。结果显示，葡萄胎在人群中发生率为 290/10 万妇女，若以妊娠统计，平均发病率为 0.78‰。各地区中，浙江（1.39‰）、广东（1.37‰）、福建（1.03‰）等沿海省份的葡萄胎发病率高于北方及内陆省份，如山西（0.29‰）和内蒙古（0.31‰）。

为了了解 GTD 发病率的新近变化，浙江大学医学院附属妇产医院石一复等联合国内浙江、江苏、福建、安徽、江西、山西和河南 7 省 143 家医院对 1991—2000 年间我国 GTD 再次进行大规模调查，结果总妊娠数为 3 674 654 例次，GTD 共 14 222 例。计算 GTD 发病率为 3.87‰，其中葡萄胎占 64.6%（发病率 2.5‰），侵蚀性葡萄胎占 24.3%（发病率 0.9‰），绒毛膜癌占 10.7%（发病率 0.4‰），PSTT 占 0.4%（发病率 0.02‰）。

该研究以医院为基础，纳入各单位住院分娩数（剖宫产、其他手术产、死胎、死产和自然分娩）、中期妊娠引产、各种流产（人工流产、药物流产、先兆流产、完全流产、不完全流产、难免流产、反复自然流产、习惯性流产、感染性流产）、各种异位妊娠等凡在医院门诊或住院处理的妊娠病例，有别于以往国内外以分娩数、活产数或人群调查所得资料，其调查结果具有可信性和代表性。根据该研究的结果，每千次妊娠 GTD 发生例数排序为：福建 7.48、江西 7.32、安徽 5.74、河南 3.80、浙江 3.66、江苏 2.96、山西 2.65。福建、江西的 GTD 发生率高，与宋鸿钊教授的调查结果一致。各年度每千次妊娠 GTD 发生例数分别为 4.31（1991 年）、4.56（1992 年）、4.18（1993 年）、3.87（1994 年）、3.82（1995 年）、3.72（1996 年）、3.30（1997 年）、3.81（1998 年）、3.71（1999 年）、3.49（2000 年）。

2. 影响发病率的相关因素

（1）地理和人种差异

如前所述，葡萄胎的发生率在世界范围内均有很大的地理差异，但部分原因是前文提及的方法学差异所致。例如，来自亚洲和拉丁美洲的研究多是以医院为基础的研究，而北美洲和欧洲的研究多为人群研究。

有采用多人种组成的人群研究，以期观察人种因素对 GTD 发病率的影响。美国 1970—1977 年的研究显示：黑种人妇女中葡萄胎发病率只有非黑种人妇女的一半。夏威夷的葡萄胎研究显示：葡萄胎发生率（以妊娠计），高加索人为 8.0‰，菲律宾裔为 17.5‰，日本裔为 16.5‰，夏威夷裔为 7.7‰，然而，夏威夷本地的亚洲妇女与日本出生妇女之间存在显著性差异。现有证据支持人种差异与葡萄胎发生率之间的相关性，但尚无法明确阐释其机制。

（2）时间趋势

关于葡萄胎发生率随调查年代而变化的趋势报道并不多见，而且结果存在矛盾。美国两项涵盖 1940—1964 年的以医院为基础的研究报道葡萄胎的发生率在二战期间下降，随后又上升至战前水平。1950—1965 年以色列的犹太妇女中葡萄胎的发生率持续升高。荷兰 1994—2013 年间一项研究调查显示：CHM 发病率从 2005 年的 0.46/1000 次分娩上升到 2013 年的 0.74/1000 次分娩，PHM 发病率则从 1994—2002 年间显著升高，而 2003 年后又显著下降。

在亚洲，韩国以医院为基础的研究显示 GTD 发生率自 1971—1975 年间的 40.2/1000 次分娩下降至 1991—1995 年间的 2.3/1000 次分娩和 2001—2005 年间的 1.9/1000 次分娩。泰国的单中心研究显示 1994—2003 年和 2004—2013 年间葡萄胎发生率分别为 1.70/1000 次分娩和 1.71/1000 次分娩，然而非葡萄胎滋养细胞肿瘤的转诊例数自 12 例（4.4%）升高至 23 例（14.4%）。在日本，1974—1982 年，以人群计的葡萄胎发生率从 10.2/10 万妇女降至 7.9/10 万妇女，而以分娩例数计时，发生率几乎没有变化，平均为 2.92/1000 次分娩。

回顾我国的调查数据，1991—2000 年十年间 GTD 的发病率总体呈明显下降趋势。虽然十年间葡萄胎发生率（2.5‰）高于宋鸿钊教授 1981 年的调查结果（0.78‰），但由于两次调查的基础不同（以医院为基础和以人群为基础），故无法直接比较。

由于绒毛膜癌的发病率低，有关绒毛膜癌发病率时间趋势的资料很有限。在以色列，1960—1965 年的绒毛膜癌发生率比1950—1954 年降低了 2/3。

（3）年龄

母亲年龄是 GTD 的重要风险因素之一。葡萄胎易发生于生育年龄的两头，也就是青少年和 40 岁以上的育龄期女性。考虑年龄特异性发病率时，15 ～ 20 岁女性风险轻度升高，而 < 15 岁的青少年风险则高达 20 倍；> 40 岁风险逐渐增高（约 10 倍），50 岁以上妇女妊娠出现葡萄胎的风险是 20 ～ 35 岁妇女的 200 倍。这些年龄相关性提示卵子功能障碍（未成熟或老化）是造成 GTD 的危险因素。来自美国、格陵兰、韩国、日本的数据也符合上述趋势。新近一项荷兰的研究显示 CHM 的发生风险符合上述趋势，而 PHM 主要见于育龄期中段。

（4）生育史

如前所述，在估计 GTD 发病率时，理想的计算应纳入所有妊娠，而不仅仅是活产。但是现有的人群资料有限，且已有的报道很少区分孕次和产次，更没有研究完全包含母亲年龄、初次妊娠时年龄、人工流产、自然流产、妊娠间隔时间、不孕情况等信息。

从已有的报道看，葡萄胎通常为散发性，但既往患过葡萄胎的妇女再次患葡萄胎的风险高于一般人群，为 1% ~ 15%，当葡萄胎后出现一次正常妊娠时，未来妊娠的葡萄胎风险将降低。双胎妊娠后再次妊娠，葡萄胎风险也较一般人群高。美国和意大利的研究显示调整母亲年龄因素后，产次与葡萄胎发生率无关，但另一项意大利研究显示有自然流产史而无产史的妇女葡萄胎风险升高，且葡萄胎患者在妊娠前存在不孕的发生率也高。

（5）遗传因素

已有一些观察性研究提出遗传因素，包括家族聚集性在葡萄胎病因中具有一定的作用。有人认为，不同人群间葡萄胎发生率的差异是由人群的遗传学差异造成的，包括某些地区的葡萄胎高发是由于近亲婚配。两项细胞遗传学研究显示患 CHM 妇女中染色体平衡易位的发生率为 4.6%，而一般人群中为 0.6%，存在染色体平衡易位的妇女可能更易在减数分裂中发生异常事件，从而造成葡萄胎。

CHM 和 PHM 后出现妊娠滋养细胞肿瘤风险也不同，CHM后妊娠滋养细胞肿瘤发生率为 2% ~ 20%，PHM 后妊娠滋养细胞肿瘤和绒毛膜癌的发生率分别为 0.5% 和 0.1%。

罕见情况下，葡萄胎的发生也存在家族聚集性，1980 年Ambani 最早报道了家族性遗传性葡萄胎家系。家族性遗传性葡萄胎患者的特征是反复发生葡萄胎，常发生 3 次以上甚至多达 9 次，多为双亲来源的完全性葡萄胎（biparental complete hydatidiform mole，BiCHM）。现在考虑该病是一种常染色体隐性遗传疾病，可能的致病基因包括 *NLPR7* 和 *KHDC3L*，发病机制是基因印记异常。

（6）其他因素

社会、环境因素（如饮食、营养摄入、吸烟、口服避孕药、宫内节育器等）是否为 GTD 发病率升高的危险因素，目前尚无大量的研究证据。部分研究结果如表 1 所示。

表 1 多种因素对葡萄胎妊娠发生的相对风险

因素	优势比	
	CHM	PHM
母亲年龄（岁）		
＜ 20	1.5	
＞ 40	5.2	
生育史		
既往产次		
0	0.9	0.7
3	0.8	0.5
自然流产＞ 2 次	1.5 ～ 3.1	1.9
不孕	2.4 ～ 3.7	3.2
避孕		
口服避孕药	1.1 ～ 2.6	1.3
宫内节育器	1.7 ～ 3.7	
初次妊娠时＜ 25 岁	0.6	1.3
既往葡萄胎妊娠史	16.0	
家族史：自然流产	1.5	

续表

因素	优势比	
	CHM	PHM
社会经济学和生活方式		
受教育＞12 年	0.9～2.1	2.1
婚姻状况：从未结婚	2.1	2.1
吸烟		
戒烟者	1.1	0.7
目前吸烟者（＞15 支/日）	2.2	1.8
饮酒（＜2 标准杯）	2.1	1.4
ABO 血型		
母亲血型		
AB 型	2.1	1.2
A 型	1.7	0.9
母亲 A 型，丈夫 O 型	1.5	1.5
营养：饮食维生素 A 超过对照中位数	0.6	

综上所述，以往的 GTD 流行病学资料多不满意，在评估 GTD 发病率方面受诸多混杂因素影响，从而限制了各地区、各时期资料的直接比较。未来的 GTD 流行病学研究应尽可能提高 GTD 诊断和分类的准确性；以人群为基础进行统计，调查的基数除分娩或活产外，还应包括所有的流产、异位妊娠、死产、死胎等；尽可能避免采用以医院为基础的发病率统计资料。

（计鸣良　向　阳）

参考文献

1. Eysbouts YK, Bulten J, Ottevanger PB, et al. Trends in incidence for gestational trophoblastic disease over the last 20 years in a population-based study. Gynecol Oncol, 2016, 140 (1)：70-75.

2. Yanaranop M, Potikul C, Tuipae S. A 10-Year Clinical Experience of Gestational Trophoblastic Disease at Rajavithi Hospital, 2001-2010. J Med Assoc Thai, 2016, 99 Suppl 2：S17-27.

3. Wairachpanich V, Limpongsanurak S, Lertkhachonsuk R. Epidemiology of Hydatidiform Moles in a Tertiary Hospital in Thailand over Two Decades：Impact of the National Health Policy.Asian Pac J Cancer Prev, 2015, 16 (18)：8321-8325.

4. 向阳 . 宋鸿钊滋养细胞肿瘤学 . 3 版 . 北京：人民卫生出版社，2011：25-35.

5. 石一复，李娟清，郑伟，等 . 360 余万次妊娠中妊娠滋养细胞疾病发生情况调查 . 中华妇产科杂志，2005，40 (2)：76-78.

6. Hancock BW, Seckl MJ, Berkowitz RS. Gestational Trophoblastic Disease. 4th ed. 2015：51-88（http://isstd.org/gtd-book/chapter3/）

葡萄胎的临床与分子分型及发生机制的研究

葡萄胎是最常见的 GTD。葡萄胎以绒毛水肿变性和滋养细胞不同程度增生为特征。传统的葡萄胎分类主要根据其大体标本和镜下结构，包括 CHM 和 PHM 两种类型。CHM 和 PHM 患者进展为持续性 GTD 的发生率分别为 10% ～ 30% 和 0.5% ～ 5%。

3. 葡萄胎的临床病理学特征

（1）CHM

CHM 较为多见，约占所有葡萄胎的 80%。大体表现为绒毛体积增大呈水泡样。

镜下表现为多数绒毛水肿，水肿的绒毛间质内有中央池形成，表面环绕以增生的滋养细胞，不见胚胎成分，通常为二倍体核型。增生的滋养细胞主要包括合体滋养细胞和细胞滋养细胞，以合体滋养细胞为主，呈岛状、片状或环绕在水肿的绒毛表面。

免疫组化 p57^{KIP2} 染色时，CHM 绒毛的间质细胞和细胞滋养细胞的细胞核阴性或基本阴性，而周围的蜕膜和绒毛外滋养细胞为阳性，可以用作染色的内参照（有关 p57^{KIP2} 的介绍详见后文）。

（2）PHM

PHM 约占所有葡萄胎的 20%。大体表现为不同比例的正常绒毛和水肿伴有增生滋养细胞的绒毛构成。

镜下可见正常绒毛与水肿绒毛混杂，可见胎膜或其他胚胎组织（典型为绒毛间质的血管中存在核红细胞），甚至可见正常或异常的完整胎儿。

免疫组化 p57^{KIP2} 染色时，绒毛的细胞滋养细胞和间质细胞以及绒毛外滋养细胞均为阳性。PHM 通常为三倍体核型。

4. 葡萄胎的遗传学基础

（1）CHM

亲代双方基因对不同类型葡萄胎的产生具有不同的作用。从核型与基因型角度看，Kajii 等利用新鲜的胎盘绒毛制备染色体后进行条带分析，观察到散发性 CHM 常为孤雄二倍体，或称作孤雄完全性葡萄胎（androgenetic CHM，AnCHM），后续其他研究包括人类白细胞抗原（human leucocyte antigen，HLA）多态性分析、同工酶和限制性片段长度多态性也证实了以上发现，通常认为其发生机制是空卵与单精子受精后自身复制（占

75%～90%，染色体组成常为 46，XX）或空卵与双精子受精导致的二倍体（占 10%～20%，染色体组成可为 46，XX 或 46，XY）。此外亦有罕见的 CHM 病例显示出双亲二倍体、双雄双精三倍体、三雄四倍体（三组父源和一组母源染色体）或孤雌、非整倍体或两种细胞成分嵌合。几种常见的 CHM 核型组成及起源见图 1。

罕见的 BiCHM，其遗传物质来源与正常妊娠相同，分别继承了母源性和父源性的 DNA，但又表现出经典的 AnCHM 病理表现，包括绒毛周围细胞滋养细胞的 p57^{KIP2} 免疫组化结果为阴性。因此，从组织病理学上难以区分 BiCHM 和 AnCHM，其鉴别依赖 DNA 分析。

（2）PHM

散发性 PHM 常为三倍体，其中含有两组父源和一组母源染色体，称为双雄三倍体，多见于一个单倍体卵子与两个单倍体精子受精形成（占 90%，称双雄双精三倍体），或与一个单倍体精子受精后精子自我复制形成，或与一个染色体自身复制后的二倍体精子受精形成（10%），也曾见到双亲二倍体、双雌三倍体、单精三倍体、三雄四倍体或非整倍体基因组的 PHM。几种常见的 PHM 核型组成及起源见图 2。

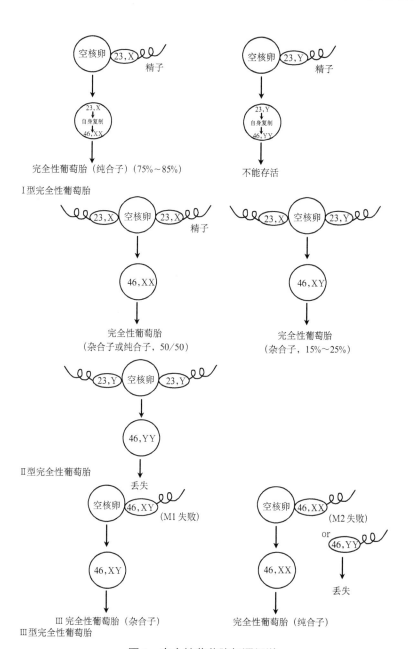

图 1 完全性葡萄胎起源假说

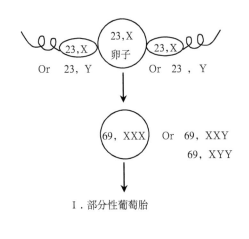

Ⅰ.部分性葡萄胎

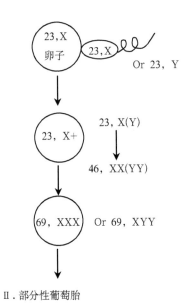

Ⅱ.部分性葡萄胎

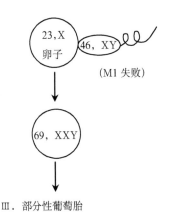

Ⅲ.部分性葡萄胎

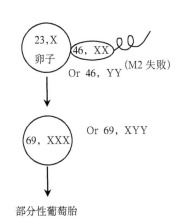

部分性葡萄胎

图 2 部分性葡萄胎起源假说

但并非所有三倍体妊娠均等同于 PHM，如果是来源于一组父源和两组母源染色体的三倍体妊娠，将表现为胎盘发育不良而与胎盘水泡样变无关。父源和母源性基因在胚胎的正常发育中起着不同的和必不可少的作用。前者调控滋养细胞的增殖，而后者对胚胎的生长发育至为关键。葡萄胎以父源基因表达为主，故临床表现为滋养细胞过度增生，而胎儿成分发育不良或缺如。

5. 葡萄胎辅助组织学诊断的技术

前述 CHM 和 PHM 的组织病理学诊断中涉及 p57^{KIP2} 免疫组化染色，该技术的引入大大帮助了 CHM 和 PHM 之间的鉴别诊断。p57^{KIP2} 是一个父源印迹而母源表达的细胞周期素依赖性激酶抑制剂 *CDKN1C* 基因的表达产物，而 *CDKN1C* 可能是一种抑癌基因。p57^{KIP2} 缺陷的小鼠胚胎显示胎盘肿大及海绵滋养细胞异常增生，产生多种发育缺陷。CHM 多为父源二倍体，由于缺乏母源基因的表达，因此绒毛基质细胞和绒毛周围细胞滋养细胞中 p57^{KIP2} 无表达或含量极低；相反，在 PHM 和非葡萄胎妊娠中，由于存在母源染色体的表达，因此上述细胞具备弥漫性的 p57^{KIP2} 表达。由于 *CDKN1C* 基因在绒毛外滋养细胞内为双亲等位基因同时表达，因此绒毛外滋养细胞可作为免疫组化染色的阳性内对照。

6. 葡萄胎的发病机制目前尚无法完全阐明

葡萄胎的发生可能是多种遗传学及表观遗传学改变引起，并通过多种机制造成的，目前尚无法完全阐明。

遗传学改变包括原癌基因和抑癌基因的突变等因素。原癌基因编码的蛋白质大多是对正常细胞生长十分重要的细胞因子及其受体，原癌基因突变后成为癌基因，其编码的蛋白质与原癌基因正常产物结构有一定程度的差别，失去了对生长的正常调节作用。例如细胞周期调节蛋白 CyclinD1 基因过度表达可使细胞周期 G1 期缩短，导致 DNA 修复障碍和细胞增殖周期加快，还可引起基因组不稳定及部分癌基因扩增。而在滋养细胞疾病中 CyclinD1 的表达高于正常组织，尤其是妊娠滋养细胞肿瘤中的表达明显高于正常绒毛组和葡萄胎组。FBI-1 基因是另一种原癌基因，可抑制 p53 通路，促进细胞迁移和侵蚀，并具备抗细胞凋亡活性，在 GTD 尤其是 CHM 组织中也存在高表达。

抑癌基因在正常情况下，在维持细胞正常增殖、抑制异常增殖过程中起着重要作用，当其发生突变、无法正常表达时，细胞可能进入异常增生和转化过程。如 p53 抑癌基因突变后蛋白表达量存在以下趋势：绒毛膜癌＞侵蚀性葡萄胎＞ CHM ＞ PHM ＞自然流产伴绒毛水泡样变。其他如多肿瘤抑制基因（MTS1/P16）、nm23 H1 基因、视网膜母细胞瘤（Rb）基因等抑癌基因同样在葡萄胎等滋养细胞疾病中存在缺失或突变。

除了细胞周期调控相关的基因突变引起滋养细胞异常增生和 DNA 修复障碍，从而产生异常妊娠组织外，葡萄胎的持续和进展甚至恶性转化过程中还涉及免疫耐受。研究观察到葡萄胎的合体滋养细胞中 Syncytin-1 蛋白异常过表达，而 Syncytin-1 蛋白是一种进化过程中被内化的反转录病毒包膜糖蛋白，可以抑制细胞因子引起的免疫应答，也与孕妇外周血单核细胞抗病毒能力下降有关，Syncytin-1 过表达可能与患者对葡萄胎组织的免疫耐受相关。

除此之外，近年来发现葡萄胎的发生机制中还可能包括表观遗传学的改变，最常见的是 DNA 甲基化和组蛋白修饰的改变。通过对特殊类型的反复发生的葡萄胎的研究，可能在这一方面有助于阐述葡萄胎的发生机制。家族性复发性葡萄胎（familial recurrent hydatidiform mole，FRHM）是一种罕见的遗传性疾病，是指在一个家系中两个或两个以上的家族成员反复发生（超过一次）葡萄胎，除此之外，她们也可发生多次自然流产、死产等。

FRHM 多为 BiCHM，BiCHM 所有染色体均为双亲来源，但在表型上与 AnCHM 高度相似，这提示 BiCHM 是由某个（或某些）母源染色体上的基因错误获得了与对应父源染色体等位基因相同的印记状态，造成父源染色体上的等位基因双重表达（促进葡萄胎发生的基因）或双重抑制（抑制葡萄胎发生的基因）而引起的。这也解释了一个 FRHM 患者与不同配偶婚配均产生葡萄胎妊娠的现象，即 FRHM 患者自身的遗传缺陷，而非葡萄胎组织的遗传缺陷，是造成 FRHM 的根本原因。如虽然 BiCHM 具有母源染色体成分，但其 p57^{KIP2} 表达模式与孤雄二倍体的 AnCHM 相同，CDKN1C（p57^{KIP2} 的基因）的表达依赖于母源 KCNQ1OT1 基因启动子 CpG 岛 KvDMR1 的甲基化，后者在胚胎发育期间可控制 CDKN1C 的印记和表达。El-Maarri 等的工作显示 BiCHM 存在甲基化模式紊乱，提示致病基因缺陷可能导致印记基因

p57^{KIP2} 等被错误印记，从而造成与 AnCHM 相同的表型。

在正常情况下，某些区域的母源和父源等位基因存在相反的 CpG 甲基化状态，称为差异性甲基化区域（differentially methylated region，DMR）。一项 8 例 BiCHM 的甲基化研究显示，在 BiCHM 中部分 DMR 出现甲基化状态异常，例如正常母源等位基因甲基化的 DMR 出现去甲基化（包括 *KCNQ1OT1*、*SNRPN*、*PEG1*、*PEG3*、*GNAS-1A*、*ZAC*），而正常母源等位基因未甲基化的 DMR 则出现甲基化（*GNAS-NESP55*），从而成为父源等位基因的表观遗传模式。研究还通过单核苷酸多态性分析证实了甲基化状态受影响的为母源等位基因。

Ambani 最早报道 FRHM 家系时即强调了患者及其配偶具有血缘关系，从而提出病因可能为常染色体隐性遗传。部分 FRHM 家系显示患者与不同配偶均产生葡萄胎妊娠，所以目前认为 FRHM 患者（尤其是生殖细胞的某些遗传缺陷）是导致反复出现葡萄胎妊娠或妊娠失败的原因，而其配偶对葡萄胎妊娠的发生没有影响。这些患者多数存在 *NLRP7* 或 *KHDC3L* 基因的突变。

（1）*NLRP7* 基因

1999 年，Moglabey 等人最早基于 FRHM 患者为常染色体隐性遗传缺陷基因纯合子的假设，对 FRHM 家系使用高多态性短串联重复序列（highly polymorphic short tandem repeats）、基因图（genetic mapping）和单体型（haplotype）等方法进行遗传连锁分析，将 BiCHM 的缺陷基因定位于人染色体 19q13.3 ～ 13.4 上

15.2cm 的区域内，位于 D19S924 和 D19S890 位点之间。Murdoch 等最早在 2 个 FRHM 家系中定位了该区域内母源基因 *NLRP7*（NACHT，Leucine rich repeat and Pyrin domains containing 7，也称 *NALP7*）突变，该突变的等位基因在家系中依照常染色体隐性遗传的规律分离并遗传，患者具备的两个等位基因均有缺陷，因此认为 *NLRP7* 突变是 FRHM 的致病原因。该结论已在不同人群中得到证实，不同研究显示患两次或更多葡萄胎的患者中，有 48% ～ 80% 存在 *NLRP7* 突变。

迄今在 *NLRP7* 两个等位基因均缺陷的患者中，已发现大约四十余种不同的 *NLRP7* 突变，其中 65% 是蛋白截短突变，包括终止子、剪接突变、小的插入或缺失、大的重排等，35% 为错义突变。此外，复发性和散发性葡萄胎患者中还发现 17 种单个 *NLRP7* 等位基因错义突变或非同义异形体（non-synonymous variants，NSVs）的杂合状态，有学者认为 *NLRP7* 的 NSV 也可能与 RHM 或自然流产风险增高有关。

学者们曾期望找到 *NLRP7* 基因缺陷与 DNA 印记之间的因果关系，但 *NLRP7* 所含的结构域未曾见于 DNA 甲基转移酶，也不含 DNA 结合域，因此 *NLRP7* 似乎对建立或维持 CpG 甲基化没有直接作用。但 Mahadevan 的工作显示基因敲除（knockdown）*NLRP7* 可加速人胚胎干细胞向滋养细胞的分化，升高 hCG 水平，并改变非印记基因的 CpG 甲基化状态。虽具体机制尚待阐明，但可以推测 *NLRP7* 缺失可造成胚胎异常分化，滋养细胞增生，从而与葡萄胎或自然流产的发生相关。

最早有关 *NLRP7* 功能的研究都涉及固有免疫系统的激活。Kinoshita 和 Messaed 等人发现 *NLRP7* 可负反馈抑制细胞内的 IL-1β 水平并促进其分泌，这种细胞因子在受精卵着床前后的子宫环境中表达水平很高，被认为可促进囊胚的着床、调控蛋白酶网络，并控制滋养细胞侵入母体子宫内膜的深度。Messaed 和 Khare 等人的研究提示正常的 *NLRP7* 与微管形成相关，其突变可能干扰微管结构，从而影响细胞因子囊泡的运输和分泌。敲除 *NLRP7* 基因可导致 IL-1β 分泌的减少。细胞因子分泌功能缺陷可能影响有效的炎症反应答，从而影响妊娠物的排出。因此，目前的假说认为 *NLRP7* 基因或相关基因缺陷引起的炎症反应激活异常造成了复发性葡萄胎妊娠，此外还可能与其他类型的生殖失败（如流产等）相关。

上述 *NLRP7* 的各种作用机制可能都无法单独解释其在葡萄胎发生中的作用，但可能在其中共同产生影响。例如某些在卵母细胞中起作用，形成受精卵后影响胚胎和滋养细胞的分化与增生，造成没有胚胎发育而滋养细胞不规则增生；某些通过细胞因子影响炎症反应从而抑制母体内膜的免疫应答，导致异常胚胎如葡萄胎形成后无法被母体自然排出。

（2）*KHDC3L* 基因

目前发现的另一个 FRHM 致病基因是 *KHDC3L*，最早由 Parry 等在一个巴基斯坦来源的多重近亲婚配 FRHM 家系中发现，患者为 *KHDC3L* 突变纯合子（c.3G ＞ T），且已在其他无关家系的 6 例患者中发现 *KHDC3L* 基因的突变。在 *NLRP7* 正常纯合的 RHM 患者中，*KHDC3L* 突变率为 10% ～ 14%，但与其他类型的无效妊娠之间的因果关系尚未证实。

KHDC3L 广泛表达于人体各种组织中，和 *NLRP7* 相似，也是母源效应基因（maternal-effect gene）。此外，在卵子生长过程中，生发泡卵母细胞中 *KHDC3L* 表达水平最高，随后逐渐下降，在受精后至胚胎过渡期则低至无法检测，这种时间表达模式与 *NLPR7* 相似，提示这两个基因在早期发育中可能具备相似或相同的功能，但 *KHDC3L* 表达的蛋白中同样没有已知的结合 DNA 的结构域。Reddy 等通过免疫荧光技术显示 *KHDC3L* 与 *NLRP7* 蛋白在 EB 病毒转化细胞内是共区域化的（微管组织中心和高尔基体），且突变并不改变其蛋白在造血干细胞内的分布。这提示 *KHDC3L* 可能和 *NLRP7* 一样参与细胞因子的运输和分泌，甚至二者可能在卵子发生或早期胚胎发育过程中参与构成相似的复合物来发挥功能。

在大约 20% 的 BiCHM 患者中找不到 *NLRP7* 和 *KHDC3L* 基因的突变，在这些病例中，可能存在 *NLRP7* 和 *KHDC3L* 基因非编码区的突变，或有其他尚不明确的致病基因突变。因此 BiCHM 患者存在遗传异质性，对其发生机制的阐述有赖于更多病例的研究。

（计鸣良　赵　峻　向　阳）

参考文献

1. 向阳. 宋鸿钊滋养细胞肿瘤学. 3版. 北京：人民卫生出版社，2011：36-66.

2. Slim R，Wallace EP. NLRP7 and the Genetics of Hydatidiform Moles：Recent Advances and New Challenges. Front Immunol，2013，4：242.

3. Baasanjav B，Usui H，Kihara M，et al. The risk of post-molar gestational trophoblastic neoplasia is higher in heterozygous than in homozygous complete hydatidiform moles.Hum Reprod，2010，25（5）：1183-1191.

4. Sundvall L，Lund H，Niemann I，et al. Tetraploidy in hydatidiform moles. Hum Reprod，2013，28（7）：2010-2020.

5. Buza N，Hui P. Partial hydatidiform mole：histologic parameters in correlation with DNA genotyping. Int J Gynecol Pathol，2013，32（3）：307-315.

6. Murphy KM，Descipio C，Wagenfuehr J，et al. Tetraploid partial hydatidiform mole：a case report and review of the literature. Int J Gynecol Pathol，2012，31（1）：73-79.

7. Xie Y，Pei X，Dong Y，et al. Single nucleotide polymorphism-based microarray analysis for the diagnosis of hydatidiform moles. Mol Med Rep，2016，14（1）：137-144.

8. Takahashi K，Kobayashi T，Kanayama N. p57（Kip2）regulates the proper development of labyrinthine and spongiotrophoblasts. Mol Hum Reprod，2000，6（11）：1019-1025.

9. Lewis GH，DeScipio C，Murphy KM，et al. Characterization of androgenetic/biparental mosaic/chimeric conceptions，including those with a molar component：

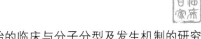
morphology，p57 immnohistochemistry，molecular genotyping，and risk of persistent gestational trophoblastic disease. Int J Gynecol Pathol，2013，32（2）：199-214.

10. Mak VC，Wong OG，Siu MK，et al. FBI-1 Is Overexpressed in Gestational Trophoblastic Disease and Promotes Tumor Growth and Cell Aggressiveness of Choriocarcinoma via PI3K/Akt Signaling.Am J Pathol，2015，185（7）：2038-2048.

11. Bolze PA，Patrier S，Cheynet V，et al. Expression patterns of ERVWE1/ Syncytin-1 and other placentally expressed human endogenous retroviruses along the malignant transformation process of hydatidiform moles.Placenta，2016，39：116-124.

12. Slim R，Mehio A. The genetics of hydatidiform moles：new lights on an ancient disease. Clin Genet，2007，71（1）：25-34.

13. Kou YC，Shao L，Peng HH，et al. A recurrent intragenic genomic duplication，other novel mutations in NLRP7 and imprinting defects in recurrent biparental hydatidiform moles. Mol Hum Reprod，2008，14（1）：33-40.

14. Hayward BE，De Vos M，Talati N，et al. Genetic and epigenetic analysis of recurrent hydatidiform mole. Hum Mutat，2009，30（5）：E629-E639.

15. Nguyen NM，Slim R. Genetics and Epigenetics of Recurrent Hydatidiform Moles：Basic Science and Genetic Counselling. Curr Obstet Gynecol Rep，2014，3：55-64.

16. Murdoch S，Djuric U，Mazhar B，et al. Mutations in NALP7 cause recurrent hydatidiform moles and reproductive wastage in humans. Nat Genet，2006，38（3）：300-302.

17. Slim R，Bagga R，Chebaro W，et al. A strong founder effect for two NLRP7

mutations in the Indian population：an intriguing observation.Clin Genet，2009，76（3）：292-295.

18. Estrada H，Buentello B，Zenteno JC，et al. The p.L750V mutation in the NLRP7 gene is frequent in Mexican patients with recurrent molar pregnancies and is not associated with recurrent pregnancy loss.Prenat Diagn，2013，33（3）：205-208.

19. Deveault C，Qian JH，Chebaro W，et al. NLRP7 mutations in women with diploid androgenetic and triploid moles：a proposed mechanism for mole formation.Hum Mol Genet，2009，18（5）：888-897.

20. Abdalla EM，Hayward BE，Shamseddin A，et al. Recurrent hydatidiform mole：detection of two novel mutations in the NLRP7 gene in two Egyptian families. Eur J Obstet Gynecol Reprod Biol，2012，164（2）：211-215.

21. Puechberty J，Rittore C，Philibert L，et al. Homozygous NLRP7 mutations in a Moroccan woman with recurrent reproductive failure. Clin Genet，2009，75（3）：298-300.

22. Wang CM，Dixon PH，Decordova S，et al. Identification of 13 novel NLRP7 mutations in 20 families with recurrent hydatidiform mole；missense mutations cluster in the leucine-rich region.J Med Genet，2009，46（8）：569-575.

23. Ulker V，Gurkan H，Tozkir H，et al. Novel NLRP7 mutations in familial recurrent hydatidiform mole：are NLRP7 mutations a risk for recurrent reproductive wastage？Eur J Obstet Gynecol Reprod Biol，2013，170（1）：188-192.

24. Messaed C，Chebaro W，Di Roberto RB，et al. NLRP7 in the spectrum of reproductive wastage：rare non-synonymous variants confer genetic susceptibility to

recurrent reproductive wastage. J Med Genet，2011，48（8）：540-548

25. Landolsi H，Rittore C，Philibert L，et al. NLRP7 mutation analysis in sporadic hydatidiform moles in Tunisian patients：NLRP7 and sporadic mole. Arch Pathol Lab Med，2012，136（6）：646-651.

26. Dixon PH，Trongwongsa P，Abu-Hayyah S，et al. Mutations in NLRP7 are associated with diploid biparental hydatidiform moles，but not androgenetic complete moles.J Med Genet，2012，49（3）：206-211.

27. 计鸣良，赵峻. 家族性复发性葡萄胎的分子遗传学及致病基因研究进展. 中华妇产科杂志，2015，50（8）：629-631.

28. Kinoshita T，Wang Y，Hasegawa M，et al. PYPAF3, a PYRIN-containing APAF-1-like protein，is a feedback regulator of caspase-1-dependent interleukin-1beta secretion. J Biol Chem，2005，280（23）：21720-21725.

29. Messaed C，Akoury E，Djuric U，et al. NLRP7，a nucleotide oligomerization domain-like receptor protein，is required for normal cytokine secretion and co-localizes with Golgi and the microtubule-organizing center. J Biol Chem，2011，286（50）：43313-43323.

30. Williams D，Hodgetts V，Gupta J. Recurrent hydatidiform moles. Eur J Obstet Gynecol Reprod Biol，2010，150（1）：3-7.

31. Khare S，Dorfleutner A，Bryan NB，et al. An NLRP7-containing inflammasome mediates recognition of microbial lipopeptides in human macrophages. Immunity，2012，36（3）：464-476.

32. Van den Veyver IB，Al-Hussaini TK. Biparental hydatidiform moles：a

maternal effect mutation affecting imprinting in the offspring. Hum Reprod Update, 2006, 12 (3): 233-242.

33. Parry DA, Logan CV, Hayward BE, et al. Mutations causing familial biparental hydatidiform mole implicate c6orf 221 as a possible regulator of genomic imprinting in the human oocyte. Am J Hum Genet, 2011, 89 (3): 451-458.

34. Reddy R, Akoury E, Phuong Nguyen NM, et al. Report of four new patients with protein-truncating mutations in C6orf 221/KHDC3L and colocalization with NLRP7. Eur J Hum Genet, 2013, 21 (9): 957-964.

35. Zhang P, Dixon M, Zucchelli M, et al. Expression analysis of the NLRP gene family suggests a role in human preimplantation development. PLoS One, 2008, 3 (7): e2755.

中国医学临床百家

葡萄胎诊断与治疗新观点

葡萄胎属于良性病变，又称"良性葡萄胎"（benign mole）。其特点是绒毛间质水肿变性，外观呈许多水泡聚集如葡萄状，又称"水泡状胎块"。但葡萄胎除绒毛间质水肿形成水泡外，尚有绒毛间质中心血管消失和滋养细胞增生活跃等变化，与一般流产中所见部分胎盘水泡样变性并不一样，故称为葡萄胎。在葡萄胎中，多数胎盘绒毛组织全部变为葡萄胎组织，滋养细胞增生活跃，且不见胎儿、脐带或羊膜囊；也有些胎盘绒毛只有部分发生水肿变性，滋养细胞增生不活跃，并可见胎儿、脐带或羊膜囊等，前者称 CHM，后者称 PHM。

7. 葡萄胎的诊断

典型的葡萄胎诊断往往不困难，经典临床表现包括：停经和阴道流血、子宫异常增大、妊娠剧吐、腹痛、卵巢黄素化囊肿、感染和贫血、咯血、血清 hCG 的分泌、妊娠高血压综合征、甲状腺功能亢进等。随着医疗技术的发展和人们生活水平及文化水平的提高，绝大多数葡萄胎的诊断提前，葡萄胎的临床表现有了很大的变化。阴道流血仍然是最主要的临床表现，90% 的患者有阴道流血。正是由于早孕期超声和血清 β-hCG 测定的广泛应用，葡萄胎常常在极早孕期即被诊断；同时，由于上述经典的临床表现在疾病的早期往往并不多见，葡萄胎也常常被误诊为稽留流产或不全流产，往往需要特殊的辅助诊断来确诊。

（1）血清 hCG 测定

血清 hCG 作为最敏感的标志物，在葡萄胎的诊断中仍然具有重要地位。根据北京协和医院对正常妊娠和葡萄胎妊娠患者进行血清 hCG 定期测定，两种情况下血清 hCG 含量及其变化均有一定的规律，据此可协助鉴别：血清 hCG 的含量和体内滋养细胞活动情况有关。正常妊娠情况下，血清 hCG 测定呈双峰曲线，至妊娠 70 ～ 80 天达到高峰，中位数多在 10 万 IU/L 以下，最高值可达 20 万 IU/L。达高峰后迅速下降，34 周时又略上升呈小高峰，至分娩后 3 周转为正常。增生的滋养细胞比正常的滋养细胞产生更多的血清 hCG，而且在停经 8 ～ 10 周以后仍持续上升。因此，葡萄胎患者的血清 hCG 测定值常远高于正常妊娠，而且持续较久。但也有少数葡萄胎，尤其是 PHM 因绒毛退行性变，血清 hCG 升高不明显。可见，由于血清 hCG 在葡萄胎和正常妊娠两者之间有交叉，故血清 hCG 作为葡萄胎特异标志物的价值有限。为避免 hCG 抗体与其他多肽激素发生交叉反应，临床多用抗 hCG-β 链单克隆抗体进行检测。

（2）超声检查

B 型超声是诊断葡萄胎的重要辅助检查，最好采用经阴道彩色多普勒超声。CHM 的典型超声影像学表现为子宫明显大于相应孕周，无妊娠囊或胎心搏动，宫腔内充满不均质密集状或短条状回声，呈"落雪状"，若水泡较大而形成大小不等的回声区，则呈"蜂窝状"。常可测到两侧或一侧卵巢囊肿。彩色多普勒超声检查可见子宫动脉血流丰富，但子宫肌层内无血流或仅稀疏"星点状"血流信号（图 3）。

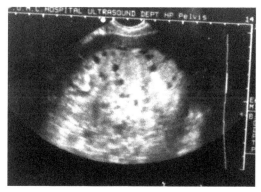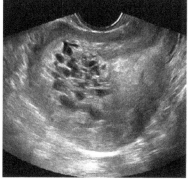

图 3　完全性葡萄胎 B 型超声检查

注：宫腔内充满无数小的低回声及无回声区，形如"雪花纷飞"，但无胎儿成分。

PHM 的超声影像学表现为宫腔内可见由水泡状胎块所引起的超声图像改变以及胎儿或羊膜腔，胎儿常合并畸形。PHM 在声像图上可出现胎盘组织中有局灶性囊性结构和妊娠囊横径增加的改变（图 4）。

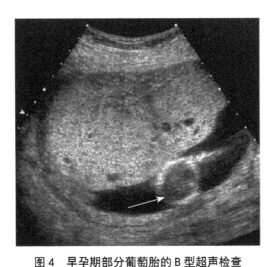

图 4　早孕期部分葡萄胎的 B 型超声检查

注：胎盘内有局灶性囊性改变和胎儿成分（箭头）（引自：N Engl J Med 2009，360：1639-1645.）。

（3）常规病理诊断

1）CHM：巨检：水泡状物形如一串串葡萄，直径大小自数毫米至数厘米不等，其间有纤细的纤维素相连，常混有血块和蜕膜组织。水泡状物占满整个宫腔，无胎儿及其附属物或胎儿痕迹。

镜检：见绒毛体积增大，轮廓规则，滋养细胞增生，间质水肿和间质内胎源性血管消失。

2）PHM：巨检：仅部分绒毛变为水泡，常合并胚胎或胎儿组织，胎儿多已死亡，合并足月儿极少，且常伴发育迟缓或多发性畸形。

镜检：可见绒毛大小不等，常呈扇形，轮廓不规则，有明显的滋养层基质内陷，部分间质水肿，滋养细胞增生程度较轻，间质内可见胎源性血管及其中的有核红细胞。此外，还可见胚胎或胎儿组织。

（4）其他特殊检查

近年来细胞遗传学研究表明，在葡萄胎的发生中，染色体异常起着主要作用，其中较为公认的是双精子受精学说和空卵受精学说。

1）CHM：绝大多数 CHM 的核型为 46，XX，少数为 46，XY，且均来自父源。有以下几种产生情况：①一个精子（23X）与一个空卵受精后核内 DNA 自身复制而成；②减数分裂失败的二倍体精子与空卵受精；③双精子与空卵受精。

2）PHM：PHM 通常是三倍体，有 69 条染色体，额外的单倍体是父系来源。这可能产生于双精入卵（两个独立的精子与一个正常卵受精）或第一次减数分裂失败的精子与正常卵受精。在后一种情况，父源染色体没有经过配子形成过程中的减数分裂，形成了 46，XY 精子，而正常精子与减数分裂失败的 46，XX 卵子受精不会产生葡萄胎。

3）BiCHM：尽管绝大多数 CHM 为孤雄起源，偶尔 CHM 也可以为双亲来源，即第 3 种罕见类型。BiCHM 也是二倍体核型，与 AnCHM 不同的是仅一套染色体来自父亲，另一套来自母亲（与正常妊娠类似），但却具有所有经典 AnCHM 的组织病理学特征，包括：滋养细胞过度增生及不典型增生，缺乏胚胎发育及异常绒毛间质等，从组织病理学上无法区分 BiCHM

和 AnCHM，需要 DNA 分析才可鉴别。此外，AnCHM 常见于散发病例，而 BiCHM 常与 FRHM 相关，可能存在 *NLRP7* 和 *KHDC3L* 基因突变，前者突变约占 70%，后者突变约占 5%。

异常妊娠中绒毛水肿样变包括水肿性流产（hydropic-abortions）、PHM 及 CHM，有时对三者的诊断完全依据其组织学形态，存在很大主观性，原因在于：早期的葡萄胎有时缺乏典型的形态学特点，有时可能错诊断为 PHM 或非葡萄胎的水肿性流产。而 CHM、PHM 和水肿性流产之间的区别又很重要，因为 PHM 和 CHM 具有发展为恶性变的危险，而水肿性流产不会。另外，CHM 和 PHM 的区别也很重要，因为 CHM 有较高的恶变率，具体地说，10%～30% 的 CHM 会进展为妊娠滋养细胞肿瘤，而 PHM 仅有 1%～7%。因此，正确区分对临床治疗及疾病预后有很大指导意义。此时，常常需要通过免疫组化染色和染色体倍性评估，才能明确诊断出 CHM 和 PHM，或非葡萄胎的水肿性流产。

CHM 的染色体一般均为父系来源，通常核型为 46，XX，少数为 46，XY；PHM 通常为三倍体核型（69 条染色体），多余的单倍染色体通常来自父亲。p57^{KIP2} 是位于人类染色体 11p15.5 上的父源印记、母源表达的印记基因——*CDKN1C* 基因的表达产物，因此对绒毛间质和细胞滋养层细胞进行免疫染色时，在 CHM 中不表达 p57，而在包括 PHM 在内的所有其他妊娠都具有上述基因产物的特征。由此可见，CHM 为双倍体和 p57 阴性，水肿性流产为双倍体和 p57 阳性，PHM 为三倍体和 p57 阳性。

因此，流式细胞仪测定倍体性、免疫组化染色以及微卫星多态性测定亲源性有助于葡萄胎的鉴别诊断。CHM 和 PHM 的临床病理特征鉴别要点见表 2。

表 2 　完全性葡萄胎和部分性葡萄胎的主要特点

主要特点	完全性葡萄胎	部分性葡萄胎
阴道流血	++++	++++
妊娠高血压综合征	++	++
甲状腺功能亢进	+	少见
β-hCG $> 10^5$ IU/L	+++	+
子宫增大	++	+
黄素化囊肿	++	—
囊泡	普遍	局限
胎儿或胎膜	无	有
显微镜检	绒毛普遍水肿肿胀，滋养细胞增生、间变，无胎儿血管	绒毛局限性水肿肿胀，局灶性滋养细胞增生，存在胎儿血管、绒毛扇状皱褶及滋养层包涵体
免疫组化 (p57^{KIP2})	—	+
倍体性	二倍体	三倍体
亲源性	多为孤雄来源 (AnCHM) 偶见双亲来源 (BiCHM)	双亲来源（一母源、二父源）
核型	(46, XX) / (46, XY)	(69, XXY) / (69, XXX) / (69, XYY)
潜在恶性	多见（10% ～ 30%）	少见（1% ～ 7%）

8. 良性葡萄胎的处理

良性葡萄胎的处理包括葡萄胎组织的清除，并发症的处理及恶性变的预防等几个方面。在处理之前应作详细的全身体格检查和相应的血生化指标检查，包括盆腔检查、血清 β-hCG 水平测定、超声检查和胸片检查等，以了解有无贫血、感染、甲状腺功能亢进、妊娠高血压综合征等情况。

（1）葡萄胎组织的清除

葡萄胎一经确诊，应及时清宫。但清宫前应作全身检查，注意有无子痫前期、甲状腺功能亢进、水电解质紊乱及贫血等。必要时先对症处理，稳定病情。清宫应由有经验的医师操作，一般选用吸刮术，因为其具有手术时间短、出血少、不易发生子宫穿孔等优点，即使子宫增大至妊娠 6 个月大小，仍可选用吸刮术。清宫应在手术室内输液、备血准备充分情况下进行，充分扩张宫颈管，选用大号吸管吸引。待葡萄胎组织大部分吸出、子宫明显缩小后，改用刮匙轻柔刮宫。为减少出血和预防子宫穿孔，可在术中应用缩宫素静脉滴注，一般推荐在充分扩张宫颈管和开始吸宫后使用。子宫小于妊娠 12 周应尽量一次清净，子宫大于妊娠 12 周或术中感到一次清净有困难时，可于 1 周后行超声检查，如确有宫腔残留再行第二次清宫术，但一般不主张进行第三次清宫术，除非高度怀疑有残存葡萄胎必须再次行清宫术。在清宫过程中，有极少数患者因大量滋养细胞进入子宫血窦，并随血流进入肺动脉而发生肺栓塞，出现急性呼吸窘迫，甚至急性右心衰竭，需要及时给予心血管及呼吸功能支持治疗。葡萄胎每次刮宫的刮出物均应送组织学检查，取材应注意选择近宫壁种植部位、新鲜无坏死的组织。一般不主张直接行子宫切除术，除非有子宫穿孔或难以控制的大出血等并发症。如果患者年龄大要求手术，宜在清宫后 hCG 下降至低水平后再进行。

（2）子宫穿孔的处理

如刚开始吸宫即发现穿孔，应立即停止操作，给予超选择性子宫动脉栓塞术或剖腹探查术，如进行剖腹探查术，可根据患者的年龄及对生育的要求，决定行剖宫取胎子宫修补术还是子宫切除术。如在葡萄胎组织已基本吸净后才发现穿孔，则应立即停止操作，严密观察。如无活动性子宫出血，也无腹腔内出血征象，可等待 1～2 周后再决定是否再次吸宫，如考虑有活动性出血，则应进行超选择性子宫动脉栓塞术或及早开腹探查。

（3）卵泡膜黄素化囊肿的处理

葡萄胎清除后，大多数黄素化囊肿均能自然消退，无须处理。但如发生卵巢黄素化囊肿扭转，则需及时手术探查。如术中见卵巢外观无明显变化，血运尚未发生障碍，可将各房囊内液穿刺吸出，使囊肿缩小自然复位，不需手术切除。如血运已发生障碍，卵巢已有变色坏死，则应切除病侧卵巢而保留健侧卵巢。

（4）合并妊娠高血压综合征或心力衰竭的处理

如症状严重，需先对症治疗，待患者情况稍微好转后，再清除葡萄胎组织。但亦不宜等待过久，因为葡萄胎不排除，一般情况也难以完全恢复。具体处理方法和正常妊娠合并妊娠高血压综合征或心力衰竭基本相同，但心力衰竭患者要注意区分是左心衰竭还是右心衰竭，是否合并有肺栓塞。一般情况下，葡萄胎排除后，妊娠高血压综合征和心力衰竭症状即迅速好转。

（5）甲状腺功能亢进的处理

如有发现甲状腺功能亢进症，宜在葡萄胎排除前，先用 β-肾上腺阻滞剂（如 propanolol），以减少手术时发生甲状腺危象的可能性。由于绒毛所产生的促甲状腺激素半衰期很短，葡萄胎排出后 36 小时，这种危象即不复存在。

（6）完全性葡萄胎与正常胎儿共存的处理

完全性葡萄胎与正常胎儿共存（complete hydatidiform mole with co-existing fetus，CHMCF）的发生率为 1/100 000 ～ 1/22 000，发生率可能将随着诱导排卵和辅助生育技术应用的增加而升高。仅仅依靠影像学检查很难将 CHMCF 与 PHM 进行鉴别，甚至在终止妊娠后的病理学诊断也不一定准确。CHMCF 属于双胎妊娠，前者胎儿核型多为正常二倍体，常能维持其正常宫内发育，而 PHM 为单胎妊娠，后者由于胚胎染色体核型异常，虽然有胎儿胎盘发育，但胎儿几乎不可能存活到妊娠的中晚期。因此，宫内正确的鉴别诊断对于决定临床处理十分重要。由于两种情况存在明显的遗传学差异，故染色体核型分析可作为鉴别诊断的有效手段。近年来已成功应用的产前诊断技术包括：染色体倍体分析，短阵重复序列 DNA 多态性分析，应用 X、Y

染色体以及常染色体探针在绒毛滋养细胞中进行荧光原位杂交（fluorescence in situ hybridization，FISH）等。

胎儿的可存活性有赖于孕妇和胎儿等多重因素作用，对 CHMCF 患者是否继续妊娠还必须充分考虑到患者的意愿、医疗条件以及胎儿存活的可能性，应强调遵循个体化处理的原则。若 CHMCF 在妊娠过程中葡萄胎的体积明显增加以及血清 β-hCG 水平稳定或迅速上升，则葡萄胎恶变的概率较大，应适时终止妊娠。如果能够控制产科并发症，胎儿核型正常，发育正常，妊娠过程中监测葡萄胎的体积变化不大，血清 β-hCG 水平无迅速上升，可以考虑继续妊娠。由于 CHMCF 发展为 PTD 的风险较高，因此应在妊娠终止之后一直随访血清 β-hCG 水平直至正常。实际上，很大一部分葡萄胎和正常的健康胎儿并存者可以获得胎儿存活的良好结局，分娩正常胎儿的最大障碍就是孕妇发生了如肿瘤旁分泌导致的内分泌紊乱 [如妊娠高血压综合征；急性呼吸窘迫综合征；溶血、转氨酶升高和血小板降低（HELLP 综合征）]、阴道出血以及罕见的妊娠期间 GTN 的转移。

北京协和医院 2001—2016 年间共收治 CHMCF 患者 10 例，其中 1 例为体外受精妊娠。在明确诊断后 5 例患者选择终止妊娠，1 例因阴道大出血和肺转移终止妊娠，另外 4 例选择继续妊娠。其中 2 例分别在 26^{+4} 周和 29^{+2} 周胎死宫内，另外 2 例获得活产儿，分娩孕周分别为 29^{+4} 周和 37^{+4} 周，这 2 例患者均未发展为持续性滋养细胞疾病（persistent trophoblastic disease，PTD）。

总之，对胎儿与葡萄胎共存的孕妇，应采用有效的产前诊断方法，对正常妊娠和葡萄胎共存与 PHM 进行鉴别。对双胎之一 CHM 患者是否继续妊娠应采取个体化处理原则，应强调对继续妊娠者加强孕期产科并发症的监测，同时由于该类患者发展为 PTD 的风险较高，因此在妊娠终止之后还应密切随访血清 β-HCG 水平，及时发现恶变患者并及早治疗。

（7）FRHM 的治疗

FRHM 是指在一个家系中两个或两个以上的家族成员反复发生（两次或两个以上）葡萄胎，其最显著的特征是家族中的患者反复发生葡萄胎或自然流产，而几乎没有正常后代。到目前为止文献报道的仅有 20 多个家系，因此很难估计其真正的发生率。研究表明，尽管绝大多数 CHM 为孤雄起源（androgenetic complete hydatidiform mole，AnCHM），但偶尔也可见到二倍体 CHM 的基因组中既有母源性遗传物质，又有父源性遗传物质，因此，将其称为 BiCHM。BiCHM 是二倍体核型，与 AnCHM 不同的是仅一套染色体来自父亲，另一套来自母亲（与正常妊娠类似），但却具有所有经典 AnCHM 的组织病理学特征，包括：滋养细胞不同程度增生及异常绒毛间质，缺乏胚胎发育等，从组织学上无法区分 BiCHM 和 AnCHM，需要 DNA 分析方可对二者进行鉴别。由于 BiCHM 与 AnCHM 在所有表型上（包括组织病理学和临床表现）有着惊人的相似性，因此认为正常印记的失调、母源性遗传物质的表达沉默、父系转录基因的过度表达很可能是 BiCHM 发生的原因。在临床表现方面，BiCHM 多表现为反复发生葡萄胎，很少有正常的妊娠结局，发生 PTD 的概率明显高于 AnCHM。除了起源不同外，AnCHM 常见于散发病例，而 BiCHM 常与 FRHM 相关。

FRHM 的候选基因定位于 19q13.3 ～ 19q13.4 染色体上一个 15.7cm 区域上。最近的基因研究显示，位于 19q13 染色体上的基因 *NLRP7* 与大多数 FRHM 病例相关，*NLRP7* 是 NLR 蛋白家族的成员，负责炎症的细胞内调控。IL-1β 在胚泡植入和滋养细胞侵袭入子宫肌层的过程中表达，*NLRP7* 可负性调节 IL-1β。此外，位于 C6orf22 染色体上 *KHDC3L* 基因的突变亦与 FRHM 相关，14% *NLRP7* 阴性的 FRHM 患者可检测出 *KHDC3L* 阳性。*NLRP7* 和 *KHDC3L* 基因参与卵母细胞形成，因此，卵子捐赠可能为预防 FRHM 患者再次发生葡萄胎的有效手段。目前，*NLRP7* 基因突变的 FRHM 患者尝试卵子捐赠，已有获得正常新生儿的病例。

（8）恶性变的预防

葡萄胎是良性 GTD，大部分可以通过清宫术治愈，但部分病例可能发展为恶性滋养细胞肿瘤。因此，预防葡萄胎恶性变是葡萄胎处理中一项极为重要的工作。根据北京协和医院资料的显示，1948—1975 年间与 1998—2006 年间葡萄胎恶变率分别为 14.5% 与 21.2%。为了降低葡萄胎患者清宫术后的恶变率，Lewis 等于 1966 年首先提出将预防性化疗应用于有高危因素的葡萄胎患者，以改善其预后。然而，近年来研究发现预防性化疗有可能增加化疗耐药性及各种化疗相关的毒副反应发生的可能（如绝经年龄提前、继发其他恶性肿瘤等），而且提前绝经的不良反应在40岁以上患者中尤为明显。

因此，目前预防性化疗不推荐作葡萄胎后的常规治疗，一般认为适用于有恶变高危因素且随访困难的葡萄胎患者。恶性变相关高危因素有：① hCG ＞ 500 000IU/L。②子宫明显大于停经孕周。③卵巢黄素化囊肿直径＞ 6cm。另外，年龄＞ 40 岁和重复葡萄胎也被视为恶性变的高危因素。一般选用甲氨蝶呤（MTX）、氟尿嘧啶或放线菌素 -D 单一药物，化疗至 hCG 降至正常。

国外文献一直主张，只有那些难以随诊或血清 hCG 测定不能保证准确的高危患者，才需要进行预防性化疗，因为即便是高危患者，恶变概率也只有 50% 左右，如对高危患者都进行预防性化疗，势必会使另外 50% 不发生恶变的患者遭受化疗之苦。因此，只要有条件进行密切随诊，可以不进行预防性化疗。

（9）葡萄胎排出后的随诊

葡萄胎患者作为高危人群，其随访有重要意义。通过定期随访，可早期发现妊娠滋养细胞肿瘤并及时处理。随访应包括以下内容：① hCG 定量测定，葡萄胎清宫后每周 1 次，直至连续3 次正常，然后每个月 1 次持续至少半年。此后可每半年 1 次，共随访 2 年。②每次随访时除必须进行 hCG 测定外，应注意月经是否规律，有无异常阴道流血，有无咳嗽、咯血及其他转移灶症状，并做妇科检查，可定期做超声、胸部 X 线片或肺部 CT 检查。

葡萄胎随访期间可采用避孕套或口服避孕药避孕，血清 hCG 自然降至正常者，在血清 hCG 正常后 6 个月可以再次妊娠；采用了预防性化疗的患者则推荐避孕一年，以防化疗药物的作用对后代产生不良影响。妊娠后，在妊娠早期进行超声和血清 hCG 测定，以明确是否正常妊娠；分娩后，胎盘送病理检查，随访血清 hCG 直至降至正常。

（10）良性转移问题

良性葡萄胎亦可发生阴道或肺转移（肺相有阴影），在葡萄胎排出后这些转移可以自然消失，不一定是恶性的表现。Novak 称之为"迁徙"（deportation）或"生理性转移"。既往多按恶性葡萄胎处理，予以化疗。随着比胸部 X 线片更为敏感的肺部 CT 等影像手段的应用，有一些患者虽然肺 CT 出现单发或多发的转移结节，但血清 hCG 持续下降。对于这些患者，在患者知情同意的基础上，不予化疗，进行严密的随诊。结果发现，随着血清 hCG 的下降，这些患者肺部的结节能够逐渐吸收。因此，对于肺部出现转移小结节，但血清 hCG 呈持续下降，如患者能够按要求密切随诊，在获得知情同意的情况下，可以不予化疗，密切随诊观察。

（11）再次葡萄胎问题

单次葡萄胎后复发的风险较低，为 0.6%～2%，但连续葡萄胎后再次发生葡萄胎的风险则大大提高，复发葡萄胎的妇女，尤其是有家族史者，有可能是特殊类型的 BiCHM，存在 *NLRP7* 和 *KHDC3L* 基因突变。

　　再次葡萄胎的临床表现和初次葡萄胎似无明显差别。如是连续发生而中间间隔不到半年者，必须先除外残余葡萄胎或恶性葡萄胎，才能诊断再次葡萄胎，因此，必须注意两次葡萄胎之间月经是否正常，血清 hCG 测定是否已转阴性或正常。再次葡萄胎一经诊断，也宜及时处理，方法同首次葡萄胎，可采用吸宫的办法，术后宜加强随诊。

（赵　峻　向　阳）

参考文献

1. 蒋诗阳，李玲，赵峻，等. 预防性化疗对 40 岁以上侵蚀性葡萄胎患者预后的影响. 中华妇产科杂志，2017，52（6）：398-402.

2. 计鸣良，赵峻. 家族性复发性葡萄胎的分子遗传学及致病基因研究进展. 中华妇产科杂志，2015，50（8）：629-631.

3. 向阳. 宋鸿钊滋养细胞肿瘤学.3 版. 北京：人民卫生出版社，2011.

4. Berkowitz RS, Goldstein DR, Horowitz NS. Presentation and management of molar pregnancy. Gestational Trophoblastic Disease.4th ed. 2015 (http://isstd.org/gtd-book/chapter9/).

5. Brown J, Naumann RW, Seckl MJ, et al. 15years of progress in gestational trophoblastic disease：Scoring, standardization, and salvage. Gynecol Oncol, 2017,

144（1）：200-207.

6. Lurain JR. Gestational trophoblastic disease I：epidemiology，pathology，clinical presentation and diagnosis of gestational trophoblastic disease，and management of hydatidiform mole. Am J Obstet Gynecol，2010，203（6）：531-539.

7. Ngan HY，Seckl MJ，Berkowitz RS，et al. Update on the diagnosis and management of gestational trophoblastic disease. Int J Gynaecol Obstet，2015，131 Suppl 2：S123-S126.

重视妊娠滋养细胞肿瘤的诊断与鉴别诊断

GTD 是一组源于胎盘滋养细胞的疾病,好发于生育年龄妇女,主要包括葡萄胎、侵蚀性葡萄胎、绒毛膜癌、PSTT 和 ETT,后四种病变又被称为 GTN。目前由于诊断水平的提高,GTN 能够进行早期诊断,在有效化疗药物应用后缓解率可以达到 90% 以上,使其成为人类最早得以治愈并且可保留器官功能的实体瘤之一。由于 GTN 的生物学行为和治疗的特殊性,它是目前国际妇产科联盟(FIGO)和国际妇科肿瘤协会(ISGC)认可的唯一可以没有组织病理学证据就可以进行临床诊断的一种妇科恶性肿瘤。正因为如此,对于一些不典型病例,临床上易造成漏诊或误诊,导致延误治疗或者过度治疗,给患者带来不必要的经济损失和身心伤害。因此,临床上应强调诊断的规范化,重视妊娠滋养细胞肿瘤的诊断及鉴别诊断。

9. 妊娠滋养细胞肿瘤的诊断

GTN 继发于各种不同类型的妊娠，包括葡萄胎、流产、宫外孕以及产后等。其主要的临床表现为出现阴道流血和（或）转移灶及其相应症状和体征；最终的诊断需要根据患者的病史和症状、妇科查体、血清 hCG 检测和影像学检查结果进行确定，必要时结合病理结果进行诊断。

（1）病史的询问

病史的询问是诊断的重要基础。除了常规的病史询问，还应该重点询问患者的孕产史，尤其是末次妊娠的性质和时间，以及末次妊娠终止时间与本次发病的间隔时间，了解本次发病与前次妊娠可能的相关性。如根据前次妊娠性质以及葡萄胎排出时间，可帮助诊断侵蚀性葡萄胎或绒毛膜癌。同时，重视询问患者的症状，如阴道流血的多少等；除了重视患者的妇科相关症状外，还有一部分患者是以转移灶的症状为首发症状，如合并多发肺转移的患者以呼吸衰竭、咯血为首要表现；脑转移的患者以颅内出血甚至脑疝为首要表现。不同的临床表现都应引起足够的重视。

（2）妇科查体

妇科查体在 GTN 的诊断中同样重要。妇科检查过程中可以发现有无阴道转移病灶；明确子宫的大小、形态及是否存在宫旁血管搏动；明确盆腔有无包块及包块的位置。

（3）血清 hCG 的检测

血清 hCG 是 GTN 特异及敏感的肿瘤标志物，也是 GTN 诊断与治疗期间病情监测的主要参照指标。当血清 hCG 升高时应首先排除妊娠，然后再考虑诊断为 GTN 的可能。当血清 hCG 呈低水平升高、无临床疾病证据时，还需除外假阳性血清 hCG（如 phantom hCG 体内的异源性抗体和测试药盒中的抗体相互作用而导致）。需要注意的是，血清 hCG 的检测结果受多因素影响而不同（如不同厂家制备药盒采用的抗体各异、应用的测定方法不同、各实验室条件不同、实验者水平各异等），因此，临床医师应对此有足够了解，综合分析结果。另外，游离 β-hCG（F-βhCG）及高糖化 hCG 在 GTN 中明显高于正常妊娠，可作为判断正常妊娠或 GTN 的一项指标。

（4）影像学检查

影像学检查不仅有助于 GTN 的诊断、疾病的临床分期和预后评分，还有助于治疗前评估。目前常用的检查方式包括：超声检查、X 线胸片及 CT 或 MRI。

GTN 的超声表现通常为子宫轻度或明显增大，肌层回声不均，有不均质回声肿块；合并有丰富的血流信号和低阻血流，部分可形成动静脉瘘。侵蚀性葡萄胎的超声表现主要与肌层分界不清；有血窦形成或小囊状无回声水泡结构。绒毛膜癌的早期病灶表现为边界不清或血流信号异常紊乱；晚期病灶表现为实性回声，中心可无血流。部分患者可能还会合并有黄素化囊肿或者盆腔包块。

GTN 很早就可通过血运发生转移，尤其以肺部最常见。X 线胸片是诊断肺转移的重要检查方法，通常肺转移最初表现为肺纹理增粗，而后发展为片状或小结节阴影；典型的肺转移表现为棉球状或团块状阴影，以右肺及中下部较为多见。CT 对肺、脑及肝脏等部位的转移灶有较高的诊断价值，尤其肺部 CT 检查可以发现肺部 2 ～ 3mm 微小转移病灶，文献报道经 X 线胸片检查未发现肺转移的患者中约有 40% 经胸部 CT 检查可证实有肺部微小转移，因此目前建议进行胸部 CT 检查。MRI 主要用于脑和盆腔病灶诊断。若影像学检查提示肺部转移灶≥ 3cm 或有多发转移，则建议进一步行脑、肝等部位 CT 或 MRI 检查，以明确有无其他远处转移。

其他检查方法还包括选择性动脉造影帮助诊断子宫原发病灶和相关部位转移病灶；存在消化道出血症状应行消化道内镜检查；存在血尿症状，应行静脉肾盂造影和膀胱镜检查以明确诊断。

（5）组织病理学诊断

虽然组织病理学诊断并不是 GTN 诊断所必需的，但是，只要有组织病理学结果就一定要遵循组织病理学诊断。如果子宫肌层内或子宫外转移灶组织中若见到绒毛或退化的绒毛阴影，则诊断为侵蚀性葡萄胎；若仅见成片滋养细胞浸润及坏死出血，未见绒毛结构者，则诊断为绒毛膜癌；如果原发灶和转移灶诊断不一致时，只要在任一切片中见绒毛结构，均诊断为侵蚀性葡萄胎。

（6）宫腹腔镜检查

用于诊断困难、不能明确诊断的患者，腔镜检查能直观、准确地定位子宫表面、宫角以及盆腹腔脏器病变，不仅可以取得标本来获得病理诊断，同时也可以进行手术治疗。

10. 妊娠滋养细胞肿瘤的诊断标准

不同的妊娠滋养细胞肿瘤的诊断标准如下：

（1）葡萄胎后的 GTN 诊断标准

FIGO 2015 年的诊断标准为符合下列之一即可以诊断：①葡萄胎排空后 4 次测定血清 hCG 呈平台、至少维持 3 周；②葡萄胎排空后连续 3 周血清 hCG 上升，并维持 2 周或 2 周以上；③葡萄胎排空后血清 hCG 水平持续异常达 6 个月或更长；④有组织病理学诊断。

（2）非葡萄胎后的 GTN 诊断标准

符合下列之一即可诊断：①流产、足月产、异位妊娠终止 4 周以后，血清 β-hCG 水平持续在高水平，或曾一度下降后又上升，已排除妊娠物残留或排除再次妊娠；②组织病理学诊断。

（3）中间型滋养细胞肿瘤诊断标准

中间型滋养细胞肿瘤可以继发于任何妊娠之后，但是必须有组织病理学诊断方可确诊。

11. 妊娠滋养细胞肿瘤的鉴别诊断

典型的 GTN 通过临床病史、血清 hCG 水平和影像学检查的综合分析，常能确诊。然而，一些不典型病例常常伴有阴道出血，同时超声检查的征象并不十分特异，血清 hCG 水平又有重叠，因此很难和部分不典型的妊娠相鉴别。而不全流产和异位妊娠与 GTN 的治疗方案又明显不同，故在治疗前明确其诊断十分重要。

需要和 GTN 相鉴别的妊娠相关性疾病包括：不全流产、胎盘残留以及不典型的异位妊娠（如输卵管妊娠、宫角妊娠、宫颈妊娠、子宫瘢痕妊娠、肌壁间妊娠和子宫残角妊娠等）。以上疾病均表现为停经后阴道出血，可有子宫增大、宫角、宫旁或附件包块，血清 hCG 值因妊娠的存在持续异常上升，超声提示病灶内血流丰富，刮宫难以刮到妊娠物，与 GTN 的子宫体病变容易混淆，而容易误诊为 GTN。临床对于这些难以确诊的病例，必要时可通过腹腔镜、宫腔镜，甚至开腹手术，直观、准确地定位子宫表面、宫角以及盆腹腔脏器病变，不仅可以明确诊断，而且可以进行手术治疗取得组织标本，获得病理诊断。

（1）宫角妊娠

宫角妊娠在所有异位妊娠患者中的发生率占 2%～4%，多由于子宫内膜炎、宫腔粘连或输卵管炎症导致受精卵不能在宫腔正常部位着床而着床在宫角部。宫角妊娠一般分为妊娠囊型和包块型。妊娠囊型易于诊断，通常通过超声检查即可明确诊断；而包块型宫角妊娠多由妊娠囊型子宫角妊娠经清宫手术、化疗或胚胎停育后转变而来，临床表现及影像学检查表现较复杂，且不易取到组织进行病理检查，易被误诊为 GTN。如果诊断困难，可以考虑行腔镜检查以明确诊断。

（2）肌壁间妊娠

肌壁间妊娠比较罕见，术前几乎不能诊断。其发生原因主要包括：①子宫内膜缺陷，宫腔操作史或行剖宫产及肌瘤剔除史，发生孕卵从受损的内膜种植到肌壁间；②子宫浆膜炎症，部分浆膜破坏形成缺损，受精卵游离出输卵管，从子宫浆膜缺损处植入肌层内；③人工授精胚胎移植过程中发生困难，将胚胎植入子宫肌层内；④滋养细胞活性增强而蜕膜的防御能力减弱假说；⑤子宫腺肌症，胚胎随异位子宫内膜进入子宫肌层。

肌壁间妊娠分为孕囊型、包块型和破裂型三种类型。孕囊型表现为肌壁间见到孕囊，四周环绕肌层；包块型主要以混合回声为主，内见不规则液性暗区，四周环绕肌层，包块周边肌层常可见到血管扩张；破裂型以腹腔积血为主要表现。其中包块型肌壁间妊娠，受精卵四周被肌层组织包围，与宫腔及卵管均不通，且出现症状较晚，甚至没有腹痛、阴道流血等症状，超声表现与GTN 极为相似，最易被误诊为妊娠滋养细胞肿瘤。对于这类患者，手术探查可能是决定性的手段。

（3）剖宫产瘢痕妊娠

剖宫产瘢痕妊娠是指受精卵着床于既往剖宫产瘢痕缺陷处

的异位妊娠，是剖宫产术后远期潜在的严重并发症；文献报道发生率为 1/2216 ～ 1/1800；剖宫产瘢痕妊娠可导致胎盘植入、子宫破裂甚至孕产妇死亡。北京协和医院将剖宫产瘢痕妊娠分为以下三型：① I 型—瘢痕处宫腔内孕囊存活型，孕囊大部分位于子宫下段宫腔内，可见胚胎及胎心搏动，绒毛下局部肌层薄，孕囊周围局部肌层血流信号丰富；② II 型—瘢痕处肌层内孕囊型，孕囊生长于子宫前壁下段瘢痕处肌层内，孕囊附着处肌层缺如或变薄，常见妊娠囊变形，胚胎结构模糊，胚胎停育，孕囊周围血流信号丰富；③ III 型—混合包块型或类滋养细胞疾病型，常常是前两种类型清宫不全或不全流产后残留的妊娠组织继续生长后形成的，表现为子宫前壁下段可见囊实性或实性混合回声团，未见妊娠囊，局部肌层缺如或变薄，与正常肌层分界不清，超声显示局部血流信号极丰富（高速低阻），因持续阴道出血，伴血清 hCG 持续异常，易被误诊为 GTN。

对于 III 型的剖宫产瘢痕妊娠诊断困难，除超声或盆腔 MRI 有助于诊断外，诊断性腔镜检查也是明确诊断的主要方法。腔镜检查不仅可以明确诊断，也可以进行手术治疗，同时术中送冰冻病理检查，如术中冰冻诊断为 GTN，术后第 1 天应复查血清 hCG 并及时给予联合化疗。

（4）流产后宫腔残留或胎盘残留

表现为妊娠或妊娠终止后出现不规则的阴道流血，伴有血清 hCG 异常，盆腔超声提示宫腔、一侧宫底或子宫肌壁间有局部血流丰富的占位性病变，与妊娠滋养细胞肿瘤难以鉴别。此类患者血清 hCG 常常不会异常升高，诊断上可考虑进行宫腔镜检查，不仅可以在直视下观察宫腔形态，明确占位性病变的解剖部位、大小及形态，并可同时在宫腔镜直视下或宫腔镜辅助定位下清除占位性病变送组织病理学检查，以明确诊断。

总之，对于 GTN 的诊断和鉴别诊断一定要给予足够的重视；当 GTN 临床特点不典型时，容易与许多疾病相混淆，此时应该综合考虑进行早期正确诊断及鉴别诊断；对可疑患者应首先想到常见病、多发病，综合临床资料进行个体化鉴别诊断；另外，在 GTN 患者化疗前一定要反复确认诊断，避免误诊误治。

（杨隽钧　任　彤　向　阳）

参考文献

1. 吴郁，向阳，冯凤芝，等 . 滋养细胞疾病 15 例误诊分析 . 现代妇产科进展，2005，14（3）：199-202.

2. 冯凤芝，向阳，贺豪杰，等 . 宫腔镜和腹腔镜在妊娠滋养细胞肿瘤鉴别诊断中的价值 . 中华妇产科杂志，2007，42（7）：464-467.

3. 赵峻，向阳 . 人绒毛膜促性腺激素的特性及其临床应用 . 中华妇产科杂志，2008，43（1）：69-71.

4. Berkowitz RS，Goldstein DP. Current management of gestational trophoblastic diseases.Gynecol Oncol，2009，112（3）：654-662.

5. Ngan S，Seckl MJ. Gestational trophoblastic neoplasia management：an update.

Curr Opion Oncol, 2007, 19 (5): 486-491.

6. Kenny L, Seckl MJ. Treatments for gestational trophoblastic disease. Expert Rev Obstet Gynecol, 2010, 5 (2): 215-225.

7. Berkowitz RS, Goldstein DP. Clinical practice. Molar pregnancy. N Engl J Med, 2009, 360 (16): 1639-1645.

8. Sebire NJ, Seckl MJ. Gestational trophoblastic disease: current management of hydatidiform mole. BMJ, 2008 337:a1193.

9. Dighe M, Cuevas C, Moshiri M, et al. Sonography in first trimester bleeding. J Clin Ultrasound, 2008, 36 (6): 352-366.

10. Muller CY, Cole LA. The quagmire of hCG and hCG testing in gynecologic oncology. Gynecol Oncol, 2009, 112 (3): 663–672.

11. Mitchell H, Seckl MJ. Discrepancies between commercially available immunoassays in the detection of tumour-derived hCG. Mol Cell Endocrinol, 2007, 260-262: 310-313.

12. Thomas CM, Kerkmeijer LG, Ariaens HJ, et al. Pre-evacuation hCG glycoforms in uneventful complete hydatidiform mole and persistent trophoblastic disease. Gynecol Oncol, 2010, 117 (1): 47-52.

13. Rotas M, Khulpateea N, Binder D. Gestational choriocarcinoma arising from a cornual ectopic pregnancy: a case report and review of the literature. Arch Gynecol Obstet, 2007, 276 (6): 645-647.

14. Hong T, Hills E, Aguinaga MDP. Radiographically occult pulmonary metastases from gestational trophoblastic neoplasia. Radiol Case Rep, 2017, 12 (2):

292-294.

15. Chen PL, Jhuang JY, Lin HH, et al. Successful treatment of gestational trophoblastic neoplasia in the uterine cornus with laparoscopic cornuostomy and postoperative methotrexate injection.Taiwan J Obstet Gynecol, 2017, 56 (2): 261-263.

16. Shaaban AM, Rezvani M, Haroun RR, et al.Gestational Trophoblastic Disease: Clinical and Imaging Features. Radiographics, 2017, 37 (2): 681-700.

17. Lim AK, Patel D, Patel N, et al.Pelvic imaging in gestational trophoblastic neoplasia.J Reprod Med, 2008, 53 (8): 575-578.

18. Li X, Feng F, Xiang Y, et al. [Value of laparoscopic surgery in the diagnosis of suspected gestational trophoblastic neoplasia cases with uterine mass]. Zhonghua Fu Chan Ke Za Zhi, 2015, 50 (12): 910-914.

19. Zhou F, Lin K, Shi H, et al. Atypical postcesarean epithelioid trophoblastic lesion with cyst formation: a case report and literature review. Hum Pathol, 2015, 46 (7): 1036-1039.

20. Biskup M, Behl E, Abdelrahman A. Cornual ectopic pregnancy: an example of the overdiagnosis of molar ectopic pregnancy: a case report. J Reprod Med, 2014, 59 (11/12): 603-606.

21. Li Y, Xiang Y, Wan X, et al. [Clinical study on 39 cases with caesarean scar pregnancy with sonographic mass]. Zhonghua Fu Chan Ke Za Zhi, 2014, 49 (1): 10-13.

22. Hassadia A, Kew FM, Tidy JA, et al. Ectopic gestational trophoblastic

disease：a case series review.J Reprod Med，2012，57（7/8）：297-300.

23. Ngan HY，Seckl MJ，Berkowitz RS，et al. Update on the diagnosis and management of gestational trophoblastic disease. Int J Gynaecol Obstet，2015，131 Suppl 2：S123-S126.

妊娠滋养细胞肿瘤化疗方案的选择及围化疗期管理

GTN 对化疗敏感，在治疗上以化疗为主要手段，必要时辅以手术及放射治疗；它是目前少数可以治愈并保留器官功能的肿瘤，GTN 患者经过规范治疗后的总体缓解率可以达到 90% 以上。因此，初始治疗方案的选择及治疗期间的规范化管理对 GTN 患者的预后起决定性的作用。

GTN 之所以能够取得很好的化疗效果，与该肿瘤的 2 个突出特点密切相关，即肿瘤细胞倍增时间短和能够分泌血清 hCG。GTN 的细胞倍增时间大约 48h，这就意味着其 DNA 合成很活跃，因而对于抗代谢药物极为敏感，抗代谢药物也成为 GTN 化疗方案的主要组成部分。另外，GTN 能够分泌血清 hCG，因此能够敏感而特异地观测到肿瘤负荷的变化及进行围化疗期的病情评估，及时调整治疗策略。

12. 妊娠滋养细胞肿瘤患者治疗前的评估

对于所有的 GTN 患者在治疗前都要进行详细的评估，一方面是要明确诊断、确定临床分期及预后评分，为下一步的治疗提供依据；另一方面要了解患者的一般情况及重要器官功能，判断患者对治疗的耐受能力。

为了更好地反映 GTN 进程和指导分层治疗，目前多采用 FIGO 2000 临床分期和预后评分系统来评估患者的病情轻重与相关危险因素（表 3），制定合适的治疗方案。

表 3　FIGO（2000）的 GTN 临床分期标准

分期	标准
Ⅰ 期	病变局限于子宫
Ⅱ 期	GTN 超出子宫，但局限于生殖器官（附件、阴道、阔韧带）
Ⅲ 期	GTN 转移至肺，伴或不伴有生殖道转移
Ⅳ 期	所有其他部位的转移

将分期与评分系统相结合能客观地反映 GTN 患者的实际情况，指出了除分期之外的病情轻重及预后危险因素，同时可以指导化疗方案的选择。对于相同临床分期的患者，预后评分可能相差很多，因此在化疗方案的选择上就会完全不同。每一例 GTN 患者均需要分期和评分（PSTT/ETT 只分期、不需要评分）；其具体的描述格式为分期后面为评分（如侵蚀性葡萄胎 Ⅱ 期：4 分；绒毛膜癌 Ⅳ 期：9 分）。

13. 妊娠滋养细胞肿瘤患者化疗方案的选择

（1）低危 GTN 患者化疗方案的选择

低危 GTN 患者的治疗目前主要依据是否保留生育功能、是否合并有远处转移及是否具有高危因素进行个体化治疗。治疗以单药化疗为主，目前推荐的常用单药化疗方案为放线菌素 D（Act-D）大剂量冲击方案和 MTX 5d 或 8d 方案。常用的单药化疗方案及剂量见表4。

表4　常用的单药化疗方案

药物	用法
MTX-FA	MTX 1mg/（kg·d）或 50mg，肌注，隔日 1 次，×4 天（1, 3, 5, 7 天） CVF 15mg（24 或 30h 后），肌注，隔日 1 次，×4 天（2, 4, 6, 8 天） 每 2 周 1 次
Act-D	脉冲给药 1.25mg/m² iv，每 2 周 1 次（最大剂量 2mg）
MTX	0.4mg/（kg·d）iv 或 im × 5 天；每 2 周 1 次（最大剂量 25mg/ 天）
MTX	MTX 30 ～ 50mg/m² im，每周 1 次；（30mg 不常用）
Act-D	0.5mg（10 ～ 13μg/kg）iv × 5 天；每 2 周 1 次
5-Fu	28 ～ 30mg/kg，iv qd × 8 天，间隔 14 天
其他	MTX 100mg/m² iv 推；200mg/m² 静点 ×1 天（12h 以上），每 2 周 1 次；需要 CVF 解救 VP-16 100mg/（m²·d）；×5 天；每 2 周 1 次

注：前两种方案为常用单药化疗方案。

低危患者的 FIGO 评分范围为 0 ～ 6 分，对于从 0 分到 6 分的低危 GTN 患者都采用单药化疗目前仍存在争议。不同文献报道对于患者年龄较大（＞40岁）、病理诊断为绒毛膜癌、治疗前血清 β-hCG 较高及 FIGO 评分 ≥ 4 的患者采用单药治疗后治疗失败率明显增加。北京协和医院的临床总结建议对于治疗前血清 β-hCG ＞ 10^4IU/L、病理诊断为绒毛膜癌及 FIGO 评分 ≥ 4 的低危患者直接选择联合方案化疗，化疗方案主要包括 FAV（VCR+5-FU/FUDR+Act-D）、EMA/CO、FAEV（VCR+5-FU/FUDR+Act-D+VP-16）、AE（VP-16+Act-D）等。

大约 9% ～ 33% 的低危 GTN 患者首次单药化疗后会产生耐药或者对化疗方案不耐受。无论是对 MTX 或 Act-D 单药耐药，后续治疗都应根据不同情况选择其他药物的单药治疗或联合治疗。当对第一种单药化疗有反应，但血清 hCG 不能降至正常或因毒性反应阻碍化疗的正常实施，且血清 hCG ＜ 300IU/L 时可以改为另一种单药化疗。当对一线单药化疗无反应（血清 hCG 升高或出现新病灶）或对两种单药化疗均反应不佳时建议改为联合化疗。文献报道，如果发生耐药时，血清 β-hCG ＞ 300IU/L 选择联合化疗，最终均可获得接近 100% 的临床治愈率。不同文献报道，单药耐药后可选择的方案包括：MTX 耐药后改为单药 Act-D 冲击、5d Act-D、AE、MAC（MTX+Act-D+CTX）、EMA/CO、FAV、FAEV 方案等。

低危患者在血清 hCG 正常后建议巩固 2 ～ 3 个疗程，可以减少复发机会。Lybol 等人研究发现，在低危 GTN 患者中，MTX 单药方案化疗后巩固 3 个疗程较巩固 2 个疗程相比复发率

明显降低 （4.0% vs. 8.3%，$P < 0.006$）。低危 GTN 患者经过一线及二线药物化疗后的完全缓解率接近 100%。

（2）高危 GTN 化疗方案的选择

高危患者存在较高的化疗耐药和疾病复发风险，一般主张多药联合化疗为主，必要时结合手术等其他治疗的综合治疗。化疗方案首推 5- 氟尿嘧啶（5-Fu）或氟尿嘧啶脱氧核苷（FUDR）为主的联合化疗方案或 EMA-CO 方案；文献报道的其他一线方案包括 EMA/EP、MEA（MTX+VP16+ACT-D）和 MEF（5Fu/FUDR+VP16+MTX）等方案。研究证实高危 GTN 患者给予 EMA/CO 方案治疗，血清学缓解率约为 75% ～ 85%，只有 17% 的患者发展为对 EMA/CO 耐药。 FAEV 治疗初治的 GTN Ⅳ期患者的缓解率可以达到 80%。手术作为辅助治疗，对控制大出血等各种并发症、消除耐药病灶、减少肿瘤负荷和缩短化疗疗程等方面仍有重要作用。

对于血清 hCG 正常后的高危患者，美国 ACOG 建议至少进行 2 ～ 3 个疗程的巩固化疗，FIGO（2015 年）推荐血清 hCG 正常后的高危患者需继续巩固化疗 3 ～ 4 个疗程。

（3）复发及耐药 GTN 化疗方案的选择

耐药性 GTN 的定义为经过 2 ～ 3 个疗程化疗后血清 β-hCG 水平未呈对数下降，或呈平台状，或上升，以及影像学提示肿瘤病灶增大，甚至出现新的转移病灶。复发的定义目前尚不统一，不同的文献报道的定义包括巩固治疗结束后血清 hCG 上升或降至正常后再次上升且除外再次妊娠。

　　约 15% 高危 GTN 患者在初次治疗后发生耐药或缓解后复发，对这部分患者的治疗目的不仅为了延长患者的生存时间而是为了达到治愈。复发及耐药 GTN 患者化疗方案的选择目前尚没有统一的方案，主要应根据患者既往的治疗方案及反应、疾病的程度综合考虑，强调个体化治疗，在全身化疗基础上联合手术、介入、放疗等多种治疗手段的综合治疗策略。如初次化疗以 5-Fu 为主的联合化疗者，首选 EMA/CO；如初次化疗为 EMA/CO，可选用 5-Fu 或 FUDR 为主的联合化疗；也可选用含铂类的方案，如 EMA/EP、TE/TP、VIP、 PVB 等，经上述方案治疗后的整体缓解率为 40% ～ 75%。

　　化疗途径除了全身静脉化疗外，还包括子宫动脉插管化疗、肝动脉插管化疗及栓塞治疗、脊髓腔鞘内注射 MTX 化疗、膀胱内 5-FU 灌注化疗、子宫旁局部注射化疗以及阴道转移瘤局部注射化疗等。

　　（4）中间型 GTN 化疗方案的选择

　　中间型 GTN 主要包括 PSTT 和 ETT，其诊断主要依据组织病理学诊断。手术是其主要的治疗方法。对于有远处转移或者病理存在高危因素的患者，建议进行辅助化疗。化疗方案的选择目前尚不统一，文献报道的方案主要有 EMA/CO、EMA/EP、FAEV 及 TE/TP。

　　（5）危重患者化疗方案的选择

　　对于危重 GTN 患者，肿瘤负荷大，且患者通常一般情况差、生命体征不平稳，这种情况下可以选择化疗毒副反应比较轻微的方案，待病情稳定后再采用其他方案，以降低患者的早期病死率。化疗方案包括 AE 方案（VP-16 100mg/m²，Act-D 0.5mg d1～3，间隔 9～12d）及 EP 方案（VP-16 100mg/m²，DDP 20mg/m² d1～2，每 7 天一个疗程）。北京协和医院通常选用 AE 方案化疗 1～2 个疗程，国外文献报道，对于危重患者可以应用 EP 方案化疗 1～4 个疗程后再改为标准化疗方案。

14. 围化疗期间的管理

（1）化疗期间注意细节管理

化疗前要对各种化疗药物的使用方法、途径及化疗不良反应充分了解。对于化疗剂量的核对要根据骨髓抑制史、血清 hCG 水平以及患者的一般情况进行个体化评估，并做到定期核对体重，及时更改化疗剂量。化疗期间要注意患者的毒副反应，包括询问患者呕吐、腹泻次数、尿量、尿 pH 值（MTX）以及进食情况，如果一天腹泻超过 3 次应停药观察，腹泻原因没有明确前不建议使用收敛药物。另外，化疗期间建议隔日进行血常规检测，如果中性粒细胞＜ 1.5×10^9/L 暂停化疗，第 2 天复查决定是否化疗，必要时停止化疗；化疗期间禁用粒细胞集落刺激因子（granulocyte colony stimulating factor，G-CSF）。

（2）注意化疗间期的管理与随诊

要了解各种不同化疗药物可能导致的毒副反应，定期复查血常规、肝肾功、尿常规等，尽早发现并处理异常情况。在评估疗效方面要做到定期进行影像学检查（至少 2 个疗程评估）；每周复查血清 hCG，了解变化趋势，适时更改方案，如停药后血清 hCG 先降后升，说明细胞倍增快，不适于化疗间期长的方案，可考虑换为短疗程方案。

所有方案应至少应用 2 个疗程后再评估，如产生耐药可换方案。在使用任何化疗方案时，切忌随意减量、延长化疗间期，以免降低疗效、诱导耐药的发生。

（3）化疗需要团队合作

化疗是一个需要团队合作的系统工程，不但需要主管医师具有较高的理论与实践素养，而且需要本科室医护人员、协作科室医护人员、影像与化验人员和患者及家属的良好沟通与合作，才能取得良好的疗效。

为打造良好的团队，首先需要培训直接参与化疗工作的医护人员，使其对于 GTN 化疗的特殊性有着较为深入的了解，从而能够从细节入手，切实执行有关医嘱。如采取保证体重测定准确性的措施、药品输注时的一些顺序/速度/彻底性的规定与意义、药物毒副反应防治的措施等，需要反复强调，领会以后才能得到严格执行，最终达到应有的化疗效果。

为达到良好的治疗效果，还需得到有关临床科室的通力协作。例如：①围手术期需要同时给予化疗，这在一般外科手术时是禁忌的；②肺叶切除时，须先行结扎肺静脉，再结扎肺动脉，与通常的手术步骤相反；③对于一些极其危重的患者，有时需要在重症监护的条件下（ICU/MICU）进行化疗，这无疑是非常具有挑战性的举措；④部分患者需要动脉介入治疗。显然，如果没有良好的沟通与信赖，这些要求是很难达到的，最佳疗效也就难以获得。

血清 hCG 的测定和影像学检查是监测 GTN 病情变化的重要手段。敏感、可靠、及时的血清 hCG 测定是适时、准确地判断病情变化与疗效，从而相应采取恰当的治疗举措的必要条件。化疗中，需要频繁监测血常规、肝肾功能等，以便及时发现毒副反应，避免造成严重后果。因此，加强沟通与合作，打造高水平的辅助科室队伍，是十分重要的。

患者与家属是化疗团队中重要的一方力量。不但应当让患者与家属了解 GTN 的性质和其可治性，让其树立战胜疾病的信心；还应让其了解治疗中可能出现的问题以及如何配合治疗进行，知晓所采取的治疗措施的目的和意义。例如，如果患者不了解输注 5-FU 时需要匀速滴注 6 ～ 8h，就可能自行调整输液速度，从而影响治疗效果；如果患者不了解化疗所致腹泻的特殊性，就可能按照普通腹泻而自行服用收敛药物；如果患者和（或）家属不知道 GTN 的可治性，一些危重患者可能就过早放弃治疗等。因此，加强健康教育工作，取得患者与家属的理解与配合，是保证化疗有效进行的重要措施。

（杨隽钧　万希润　向　阳）

参考文献

1. Lybol C，Sweep FCGJ，Harvey R，et al. Relapse rates after two versus three consolidation courses of methotrexate in the treatment of low-risk gestational trophoblastic neoplasia.Gynecol Oncol 2012，125（3）：576-579.

2. Chapman-Davis E，Hoekstra AV，Rademaker AW，et al. Treatment of nonmetastatic and metastatic low-risk gestational trophoblastic neoplasia：factors associated with resistance to single-agent methotrexate chemotherapy. Gynecol Oncol，2012，125（3）：572-575.

3. Agarwal R，Harding V，Short D，et al. Uterine artery pulsatility index：a predictor of methotrexate resistance in gestational trophoblastic neoplasia.Br J Cancer，2012，106（6）：1089-1094.

4. Bianconi MI，Otero S，Moscheni O，et al. Gestational trophoblastic disease：a 21-year review of the clinical experience at an Argentinean public hospital. J Reprod Med，2012，57（7/8）：341-349.

5. Mousavi A，Cheraghi F，Yarandi F，et al. Comparison of pulsed actinomycin D versus 5-day methotrexate for the treatment of low-risk gestational trophoblastic disease.Int J Gynaecol Obstet，2012，116（1）：39-42.

6. Lurain JR，Singh DK，Schink JC. Management of metastatic high-risk gestational trophoblastic neoplasia：FIGO stages II-IV：risk factor score ＞ or = 7. J Reprod Med，2010，55（5/6）：199-207.

7. Han SN，Amant F，Leunen K，et al. Treatment of high-risk gestational trophoblastic neoplasia with weekly high-dose methotrexate-etoposide. Gynecol Oncol，

2012，127（1）：47-50.

8. Han SN，Amant F，Leunen K，et al. EP-EMA regimen（etoposide and cisplatin with etoposide，methotrexate，and dactinomycin）in a series of 18 women with gestational trophoblastic neoplasia.Int J Gynecol Cancer，2012，22（5）：875-880.

9. Aydiner A，Keskin S，Berkman S，et al. The roles of surgery and EMA/CO chemotherapy regimen in primary refractory and non-refractory gestational trophoblastic neoplasia.J Cancer Res Clin Oncol，2012，138（6）：971-977.

10. Wan X，Yang X，Xiang Y，et al. Floxuridine-containing regimens in the treatment of gestational trophoblastic tumor.J Reprod Med，2004，49（6）：453-456.

11. Feng F，Xiang Y，Wan X，et al. Salvage combination chemotherapy with floxuridine，dactinomycin，etoposide，and vincristine（FAEV）for patients with relapsed/emoresistant gestational trophoblastic neoplasia. Ann Oncol，2011，22（7）：1588-1594.

12. Lurain JR，Schink JC. Importance of salvage therapy in the management of high-risk gestational trophoblastic neoplasia. Reprod Med，2012，57（5/6）：219-224.

13. Yang J，Xiang Y，Wan X，et al. Primary treatment of stage IV gestational trophoblastic neoplasia with floxuridine，dactinomycin，etoposide and vincristine（FAEV）：A report based on our 10-year clinical experiences. Gynecol Oncol，2016，143（1）：68-72.

14. Zhao J，Lv WG，Feng FZ，et al. Placental site trophoblastic tumor：A review of 108 cases and their implications for prognosis and treatment.Gynecol Oncol，2016，142（1）：102-108.

15. Lima LLA，Padron L，Câmara R，et al. The role of surgery in the management of women with gestational trophoblastic disease. Rev Col Bras Cir，2017，44（1）：94-101.

16. Essel KG，Bruegl A，Gershenson DM，et al. Salvage chemotherapy for gestational trophoblastic neoplasia：Utility or futility？Gynecol Oncol, 2017, 146（1）：74-80.

17. Kong Y，Yang J，Jiang F，et al. Clinical characteristics and prognosis of ultra high-risk gestational trophoblastic neoplasia patients：A retrospective cohort study. Gynecol Oncol，2017，146（1）：81-86.

18. Eysbouts YK，Ottevanger PB，Massuger LFAG，et al. Can the FIGO 2000 scoring system for gestational trophoblastic neoplasia（GTN）be simplified？A new retrospective analysis from a nationwide data-set.Ann Oncol，2017.

19. Eysbouts YK，Massuger LFAG，IntHout J，et al. The added value of hysterectomy in the management of gestational trophoblastic neoplasia.Gynecol Oncol，2017，145（3）：536-542.

20. Miller CR，Chappell NP，Sledge C，et al. Are different methotrexate regimens as first line therapy for low risk gestational trophoblastic neoplasia more cost effective than the dactinomycin regimen used in GOG 0174？Gynecol Oncol，2017，144（1）：125-129.

21. Horowitz NS，Goldstein DP，Berkowitz RS. Placental site trophoblastic tumors and epithelioid trophoblastic tumors：Biology，natural history，and treatment modalities.Gynecol Oncol，2017，144（1）：208-214.

22. Winter MC，Tidy JA，Hills A，et al. Risk adapted single-agent dactinomycin or carboplatin for second-line treatment of methotrexate resistant low-risk gestational trophoblastic neoplasia.Gynecol Oncol，2016，143（3）：565-570.

23. Brown J，Naumann RW，Seckl MJ，et al. 15years of progress in gestational trophoblastic disease：Scoring，standardization，and salvage. Gynecol Oncol，2017，144（1）：200-207.

24. Ngan HY，Seckl MJ，Berkowitz RS，et al. Update on the diagnosis and management of gestational trophoblastic disease. Int J Gynaecol Obstet，2015，131 Suppl 2:S123-126.

妊娠滋养细胞肿瘤 FIGO 2000 临床分期及预后评分系统的应用及争议

　　GTN 是目前 FIGO 和 ISGC 认可的唯一没有组织病理学证据就可以进行临床诊断的一种妇科肿瘤。对于所有的 GTN 患者，在进行化疗前都应当进行详细的病变范围评估，同时确定其他临床重要的预后因素，进行有效的患者管理和治疗分流，减少治疗不足或过度治疗的问题。临床分期和预后评分系统在指导治疗和预后中的价值显得尤其重要。目前所广泛应用的 FIGO 2000 临床分期及预后评分系统，是 FIGO 在 2000 年总结完善之前的各种分期、分级系统，整合了 GTN 的解剖学分期及危险因素评分系统后审定通过的。其中的临床分期是基于北京协和医院的宋鸿钊教授提出的解剖分期，而预后评分系统是基于英国伦敦 Charing Cross 医院的 Kenneth Bagshawe 教授提出的危险因素评分系统。该系统于 2002 年颁布施行，从应用至今，发表了各种回顾性的临床研究验证该系统的应用情况，本章节将重点总结该系统应用以来的临床实施情况以及相关争议问题。

15. 妊娠滋养细胞肿瘤 FIGO 2000 临床分期的应用及相关问题

1962 年，北京协和医院的宋鸿钊教授根据 113 例绒毛膜癌和 103 例侵蚀性葡萄胎病例的临床资料（所有患者均有病理证实诊断，死亡患者有尸检结果）总结了 GTN 的发生发展过程，提出 GTN 的临床分期。1962 年后，进一步观察了更多病例（绒毛膜癌 429 例，侵蚀性葡萄胎 441 例），验证疾病的发展过程，包括 4 个阶段，即第一个阶段病变开始于子宫但仍局限于子宫，第二个阶段病变由子宫经肌层内静脉窦侵入宫旁组织、附件或阴道，第三阶段病变转移至肺，第四阶段病变由肺继发到体循环动脉系统转移至全身其他各器官，进一步支持该临床分期。这一分期在 1983 年经由 WHO 推荐，后由 FIGO 采纳并作为临床解剖分期标准的框架，修改并附加高危因素后，于 1992 年正式提出 GTN 的临床分期标准，在 2000 年再一次更新，2002 年正式颁布后沿用至今（表3、表5）。

这是一个反映疾病发展过程的临床分期。该分期在临床应用时，主要依据实验室检查和影像学检查来进行评估；GTN 的治疗以化疗为主，不需要常规手术治疗，因而多数患者没有手术病理记录，这使得该分期系统在操作中存在一定的局限性。

表5　FIGO（2000）妊娠滋养细胞肿瘤预后评分标准

FIGO/WHO 高危因素	计分			
	0	1	2	4
年龄（岁）	＜40	＞40	—	—
前次妊娠	葡萄胎	流产	足月产	—
妊娠后的间隔（月）	＜4	4～6	7～12	≥13
治疗前 HCG（IU/L）	＜10^3	10^3～10^4	10^4～10^5	＞10^5
肿瘤最大直径（包括子宫，cm）	＜3	3～4	≥5	
转移部位（包括子宫）	肺	脾、肾	胃肠道	脑、肝
转移瘤数目	—	1～4	5～8	＞8
既往化疗失败史	—	—	单药化疗	两个药或多药

注：总计分 0～6 分为低危；总计分 ≥ 7 分为高危；肺内转移瘤超过 3 cm 者或者胸片可见者予以计数。

据统计北京协和医院 2002—2013 年的 1420 例 GTN 患者，大部分患者为 FIGO Ⅰ期和Ⅲ期（27.8% 和 63.5%），Ⅱ期患者仅有 27 例（1.9%），Ⅳ期患者 84 例（5.9%）。

Ⅱ期患者的比例之低，分析可能的原因包括：Ⅱ期中的宫旁和附件转移由于妇科检查缺乏特异性、影像学检查不敏感而容易漏诊，常常只能在明确看到阴道转移病灶或者行手术探查时才诊断为Ⅱ期，因而在实际病例中，Ⅱ期的患者很少，有些Ⅱ期患者可能被低估为Ⅰ期。

Ⅲ期患者为肺转移患者。病例中的肺转移主要依据影像学（尤其是胸部CT检查），但很多CT上的肺结节无法由病理定性，不能明确结节是转移病灶还是其他问题。

对于IV期患者，因为较小的远处转移灶在没有出现临床症状前，如果不行相关的影像学检查，可能无法识别，因而漏诊为Ⅲ期。

由此可见，是否能够准确的评估所有病变会影响到临床分期是否正确。现有的影像学检查技术远比 2002 年颁布该分期方法时先进，在其他妇科恶性肿瘤的诊治指南中，也越来越强调影像学的评估。例如宫颈癌、子宫内膜癌在 2017 年美国国立综合癌症网络（National Comprehensive Cancer Network，NCCN）指南中，都明确建议了盆腔增强 MRI 和胸片的检查。那么在 GTN 的临床分期过程中，为了获得满意的评估，是否也应当强调影像学检查的作用呢？对于盆腔病变的诊断，是否也要考虑常规进行增强 MRI 的检查尚无相关推荐。对于肺部病变的影像学检测而言，胸片是常用的筛查手段，CT 的敏感性及特异性远高于胸片，在同一组患者中，胸片诊断确定为肺转移的比例是 41.7%，CT 诊断的肺转移比例可达 79.2%，34% 的患者被胸片漏诊。另外，目前已经有低剂量 CT 检查，其放射剂量小，费用可接受，低剂量肺 CT 对于 GTN 患者肺部结节评价的效果如何值得探讨。对于肺内的结节，在没有病理诊断的情况下很难确定是不是转移病灶：随化疗缩小的病灶，是转移病灶的概率更大一些；但在化疗后，β-hCG 下降满意，不随之改变的病灶，并不能排除转移病灶，需要结合临床具体分析：这样的结节有可能是耐药的病灶，有可能是少见病理类型（如 ETT 等），也有可能不是转移病灶。在临床分期的使用过程中，没有办法体现出这些差别。患者如果在短期（如 2 周）内接受了手术治疗，可以依据术中所见和病理结果对分期进行修正。

16. 对于预后评分系统的争议与评价

预后评分的意义在于发现除了疾病临床分期以外的其他影响疾病预后的因素。一个理想的预后评分系统应当能够在初始状态时对疾病进行全面评估，对初始治疗起到分流指导，并可以显示患者的预后。在 FIGO 2000 预后评分系统开始使用的最初十年里，发表了一系列回顾性的研究，验证了这一系统与既往的评分系统有很好的一致性。来自中国台湾的数据中，FIGO 2000 预后评分系统与之前的 FIGO 1992 系统的一致性为 97.9%。来自挪威的数据显示 FIGO 2000 预后评分系统比 WHO 的系统与无疾病生存期更加相关。Kung-Liang wang 等回顾性分析显示在进行危险分级时，这两个系统的相关性是 97%。此后也有一些相关的研究报道，但所有研究都是基于单中心的回顾性研究，尚缺乏高质量临床研究对该系统进行评价。

（1）高危低危分组的问题

对患者进行高危和低危的分组，更重要的是如何有效的选择初始治疗方案：建议对于低危患者采用单药化疗，对于高危患者直接选择联合化疗。评价分组有效性的一个方面，就是看有多少

中国医学临床百家

低危的患者单药化疗失败，需要更改联合化疗，这些患者可能会因为没有及时选择联合化疗而出现治疗时间延长、化疗耐药的问题。对于高危患者，有多少可能是潜在对单药反应良好的患者，他们可能是因为过早使用联合化疗而出现过度治疗，承受了更多的药物不良反应，包括脱发、骨髓抑制等。虽然多数不良反应是可逆的，也有研究显示 EMA/CO 方案化疗会使绝经提前 3 年，另一项研究显示，相比单药 MTX 化疗，EMA/CO 联合化疗增加早绝经的风险，累计风险在 40 岁时为 13%，45 岁时为 36%，并增加白血病的患病风险。

越来越多的证据显示 FIGO 2000 预后评分系统尚不完美。其中质疑的一个方面就是低危分组的范围问题。来自英国 Sheffield 中心的数据认为，FIGO 2000 预后评分系统使之前评分系统中的某些高危患者被分到了低危组，从而导致更多的低危组患者需要补救性的化疗。使用该评分系统，38%（58/151）的患者需要补救性化疗，而使用 2000 年之前的评分系统，这一比例是 23%（97/426）。6 分是一个高危和低危分组的灰区，虽然被分为低危组，但对于 MTX 单药化疗后，63% 的患者需要二线化疗方案。Taylor 等的回顾性研究显示，6 分患者中有 81% 对一线 MTX 单药化疗耐药，而 0～5 分者的单药耐药率仅 34%。低危组的范围可能过大，6 分和 0 分患者在治疗方案的选择上应当有所区别。对低危 GTN 一线化疗方案的 7 项随机对照试验研究的荟萃分析显示，低危患者中，初始化疗耐药的发生率为 25%～35%，其中 70% ～ 80% 的患者为 5 ～ 6 分的患者。有可能需要更改高低危分组的切割值，或者在低危组内再考虑其他分层方式，来预测其中这 25% ～ 35% 对初始化疗耐药需要二线化疗的患者。

FIGO 预后评分系统相对复杂，8 个预后因素，每项进一步分为不同权重的分值。相比而言，欧洲一些国家仍在使用的 Dutch 危险分层要简单一些，Dutch 危险分层中，满足如下任一一条即纳入高危组：前次妊娠为足月产，多于 1 个部位的子宫外转移病灶，存在脑、肝、肾、脾或消化道中任何部位的转移；既往化疗失败史；距离末次妊娠间隔大于 12 个月。2016 年荷兰研究团队发表的研究显示，该系统与 FIGO 2000 预后评分系统的一致性为 93.4%。该研究提示，对于进行治疗分层的选择而言，FIGO 2000 预后评分系统应当可以进行简化处理。

（2）对各危险因素的评价

关于预后评分中的危险因素，Hertz 和 Ross 较早报道了一些与单药化疗失败相关的危险因素，包括治疗前的尿 hCG 水平、疾病病程、高危部位（脑或肝）的转移、既往治疗失败史。在 1976 年，Bagshawe 提出了 13 个预后因素，包括年龄、孕产次、前次妊娠史、组织学诊断、发病至化疗开始的间隔时间、血清 hCG 水平、患者及其配偶的 ABO 血型、转移病灶数目、转移部位、最大肿瘤直径、淋巴浸润与否、患者免疫状况及化疗后再次复发。这些因素用以预测肿瘤对治疗的反应和化疗耐药情况，这个系统是以后预后评分系统的基础，其中一些项目后来被删除。

随后的一些研究也在探讨预后影响因素，结果有所不同。Soper在 1994 年回顾性分析其中心 1968—1992 年期间治疗的 454 例患者，多因素分析只显示末次妊娠性质、转移病灶个数、病程、既往治疗失败史是预后的独立危险因素。Lurain 等的研究数据中，某些传统的高危因素（如年龄、化疗前血清 hCG 水平、病程、末次妊娠性质）对于高危患者的治疗反应相关性比较低。

分析 FIGO 2000 预后评分系统中的各个因素，以北京协和医院 2002—2013 年的 1420 例 GTN 患者资料进行回顾性研究，多因素分析结果显示，年龄以 40 岁分组、化疗前血清 β-hCG 水平、肿瘤最大直径 3 项并不是预后的独立危险因素，其他 5 个因素在多因素分析中比值比（*HR*）与原评分也有所差别。结合文献的研究对于各因素分析结果如下：

1）年龄：最早由 Bagshawe 在 1976 年提出以年龄 39 岁分组作为一项预后因素。在其研究中，笔者认为大于 39 岁的 GTN 患者的预后比 20 ~ 39 岁患者差，但回顾原始文献，其结果中年龄分组并没有统计学显著性差异。在 John、Lurain 的研究中认为，年龄 39 岁分组不是 GTN 预后的独立危险因素。在 Dutch 工作组的危险分类中，没有包括年龄这个因素。Palmer 的研究认为，年龄不是 GTN 的危险因素。对于在低危组单药化疗耐药的预测因素分析中，多个研究均显示年龄不是独立影响因素。因而年龄这个因素对于 GTN 的预后及化疗耐药预测的意义、切割值及权重有待进一步研究。

2）血清 hCG 水平：血清 hCG 是疾病诊断敏感和特异性的指标，并用作治疗及随访监测。血清 hCG 对预后和化疗耐药的预测效果不同，研究结果有所不同。Bagshawe 等的数据显示随血清 hCG 水平升高，治疗失败率增加。在低危患者单药化疗的研究中，有研究显示治疗前血清 hCG 水平与化疗失败相关，血清 hCG > 10^5 IU/L 者，对单药化疗失败的风险增加 6 倍，但也有研究显示化疗前血清 hCG 与单药化疗失败不相关。在转移性 GTN 的研究中，Ngan 等的结果显示初始血清 hCG 水平与病死率相关，而 Soper 等的研究则没有这样的结果。这可能与研究的设计、入组患者的标准不同相关。初始血清 hCG 水平可能反映了肿瘤负荷，但不一定与肿瘤对化疗敏感性相关。You 等研究 GTN 低危患者经 MTX 或 ACT-D 单药治疗后的血清 hCG 下降的动态数学模型，结果显示治疗后的血清 hCG 水平可以作为预测单药治疗失败的独立预测因素，认为治疗后血清 hCG 下降的变化率（而不是治疗初始时的血清 hCG 水平）是对单药治疗失败的预测因素。因而血清 hCG 的变化是非常重要的参数，有助于预测预后或进行化疗方案的及时更改。

3）肿瘤最大直径：类似于血清 hCG 水平，肿瘤最大直径也应当是肿瘤负荷的一个反映，但是在多个其他最初的评分系统里都没有提到这个因素。有研究显示，在低危患者单药化疗的研究中，肿瘤直径 ≥ 3cm 者对单药耐药的风险增加 7 倍。对于病灶大小的评估需要影像学和病理结合，由影像学考虑的转移病灶需要病理证实确实为 GTN。但由于多数患者经化疗治疗，疗效好的患者没有手术病理，疗效差有手术病理的患者，化疗后的病理结果判定也有难度。

GTN 的病理特点是出血和坏死，因而肿瘤大小与肿瘤负荷之间的关系并不十分确切，用于预测肿瘤对化疗的反应和预后证据尚不充分。

4）转移部位的影响：转移部位反映了疾病的生物学进展情况，也是疾病分期的基础。已经比较公认的是肝转移、脑转移等动脉方式的转移是不良预后因素。但对于肺转移的影响，目前有不同研究结果。尽管先前 Darby 等和 Garner 等的研究认为，对于低危患者，CT 检出肺小结节者与没有转移者的预后没有差别，但更改二线化疗方案的比例增加。Vree 在 2016 年的一项回顾性研究比较单纯肺转移患者与没有转移的患者，结果两组患者虽然对于一线化疗方案耐药没有区别，但肺转移患者的复发率明显增加，因而在预后评分中肺转移的权重是否需要修改有待进一步的研究。在北京协和医院的资料中，单纯只有肺转移患者与没有肺转移的患者相比，化疗后的完全缓解率有显著区别（$HR=1.82$，$P=0.032$）。对于经动脉途径的转移，FIGO 2000 预后评分系统对不同部位进行了分组，而临床工作中，动脉系统的转移常常多个部位合并存在，很难单一区分某一个部位比其他的部位更差，合并进行处理更有利于增加可操作性，对于所有存在动脉系统的转移患者进行分析，治疗后的完全缓解率与无转移者也是同样有显著差别的（HR= 3.89，$P <$ 0.001）。

5）转移瘤数目：如果按照现有的标准，将转移个数以0个、1～4个、5～8个、> 8个分为4档，就需要全面的影像学检查来评估。在临床操作中，存在操作的误差。既往的文献说明肺部病变计数的依据是单个病灶> 3cm，这样的结果是根据专家意见讨论决定，没有临床试验的支持。在 Dutch 工作组的危险分组中，> 1 个的转移就列为高危。对于同一部位的多个转移病灶和多个部位的病灶总和来比较是没有意义的。所以对于转移瘤数目的分类和权重也值得商榷。

转移病灶的数目可能会影响转移灶的处理，尤其是对耐药病灶的处理。转移灶越少，越有可能实现有治疗意义的手术切除，这可能是转移病灶个数对预后影响的另外一种解释。2015 年的 FIGO 肿瘤报告中，对耐药患者推荐的手术指征是孤立的耐药转移灶切除，这样的病灶经手术切除可以明显改善患者预后。

6）末次妊娠：传统认为继发于足月产者预后更差。在 Soper 的研究中，末次妊娠为流产和> 28 周分娩组的治愈率分别是 77% 和 75%，均与葡萄胎组有显著差异，但两组之间未显示差异。临床上对于末次妊娠的判断也存在偏差。来自北京协和医院 12 例绒毛膜癌病例的分子遗传学检测发现，末次妊娠与病变的成因妊娠的不符合率高达 87.5%，提示可能存在忽略性流产、忽略性葡萄胎。人工流产或自然流产排出的妊娠物并不是每次都有组织病理学检查结果，有些流产可能是早期绒毛水肿不明显的葡萄胎但未被发现；有些早孕期自然流产被当作一次延迟的月经。因而对于末次妊娠的判断常缺乏客观评价标准，在实际操作中的可重复性较差，存在着不确定性。因而，可以考虑将末次妊娠简单分为葡萄胎或非葡萄胎组，根据计算的 *HR* 值进行重新设计计分规则。

7）化疗开始距末次妊娠终止的间隔时间：多数文章都显示间隔时间影响预后，以 4 个月、6 个月、12 个月为界限进行分类评价，也有研究未能发现距离末次妊娠的间隔时间影响预后。既然前次妊娠确认就不准确，间隔时间的确认更是充满了不确定性。来自北京协和医院的数据显示，< 4 个月组与 4 ～ 6 个月组之间没有显著性差异，6 ～ 12 个月组与 > 12 个月组显示与前者存在差异，因而建议对间隔时间的分组可以进行适当的合并。

8）化疗失败史：多数研究都显示先前化疗失败确实是预后的独立危险因素，在 Dutch 工作组的危险分层中，只要既往化疗失败即为高危组，未区分单药或多药治疗。除了 Bagshawe，其他研究没有显示单药和多药失败的差异。所以在预后评分中的分值需要进一步的数据证实。

因而，结合荷兰的 Dutch 危险分层，对于预后评分中的非独立预后因素可以考虑去除，其他危险因素可以按照 *HR* 调整分值的权重，以简化评分系统。

（3）其他问题

2015 年 FIGO 妇科肿瘤报告中再次指出，对于 GTN 中的

PSTT 和 ETT，临床分期适用，预后评分系统并不适用。PSTT 和 ETT 由于其特殊的生物学行为，治疗中以手术为主，术后辅助化疗。多因素分析表明，与 PSTT 总生存率、无复发生存率最为相关的因素是距离前次妊娠 > 48 个月。PSTT 的其他不良预后因素还包括：年龄 > 35 岁、深肌层浸润、Ⅲ期或Ⅳ期、最高血清 hCG 水平 > 10^3IU/L、广泛的凝固性坏死、高有丝分裂象，但这些因素均未包括在目前的预后评分系统中。对于 ETT，由于该病更加少见，目前多为病例报道，总结病例后发现子宫内多发病灶、出现子宫外病灶、距离前次妊娠间隔时间 > 4 年可能是不良预后因素。

总之，FIGO 2000 临床分期与预后评分系统自颁布至今已经应用 15 年，临床分期反映了疾病的发展规律，预后评分系统进一步综合其他因素对患者进行高危和低危分组，对于治疗的分层有指导作用。在 GTN 患者的诊治中，显示了一定的指导作用，但也存在各种争议。到目前为止，尚没有一项前瞻性的临床试验评价该预后评分系统，所有数据均来自于回顾性分析。临床工作中存在各种不确定性，对各个危险因素的判断应用中，现有系统中的评价相当程度上是依据临床医师的主观判断，分期与预后因素本身的精确分类和实际工作中可以达到的准确度是一个需要进一步改进的问题。如何能更有效地提高对疾病预后的判断和对治疗方法的指导作用，同时尽量简化量表也是要不断探索的问题。对于评分系统中的评价指标尽量多的采用重复性高的客观评价标准以减少主观因素，从而进一步提高该系统的敏感性、特异性和操作的客观性。

（蒋 芳 万希润 向 阳）

参考文献

1. Bagshawe KD. Risk and prognostic factors in trophoblastic neoplasia. Cancer, 1976, 38 (3)：1373-1385.

2. 向阳. 妊娠滋养细胞肿瘤的临床分期与预后评分标准的临床应用. 实用妇产科杂志，2011, 27 (6)：412-414.

3. Kohorn EI, Goldstein DP, Hancock BW, et al. Workshop Report：Combining the staging system of the International Federation of Gynecology and Obstetrics with the scoring system of the World Heath Organization for Trophoblastic Neoplasia. Report of the Working Committee of the International Society for the Study of Trophoblastic Disease and the International Gynecologic Cancer Society. Int J Gynecol Cancer, 2000, 10 (1)：84-88.

4. Darby S, Jolley I, Pennington S, et al. Does chest CT matter in the staging of GTN？ Gynecol Oncol, 2009, 112 (1)：155-160.

5. Tocharoenvanich S, Chichareon S, Wootipoom V, et al. Correlation of risk categorization in gestational trophoblastic tumor between old and new combined staging and scoring system. J Obstet Gynaecol Res, 2003, 29 (1)：20-27.

6. Bjørge T, Abeler VM, Sundfør K, Tropé CG, et al. Gestational trophoblastic

tumors in Norway，1968-1997：patient characteristics，treatment，and prognosis. Gynecol Oncol，2002，87（1）：71-76.

7. Wang KL，Yang YC，Wang TY，et al. Treatment of gestational trophoblastic neoplasia according to the FIGO 2000 staging and scoring system：a 20 years' experience.Acta Obstet Gynecol Scand，2009，88（2）：204-208.

8. Bower M，Rustin GJ，Newlands ES，et al. Chemotherapy for gestational trophoblastic tumours hastens menopause by 3 years. Eur J Cancer，1998，34（8）：1204-1207.

9. Savage P，Cooke R，O'Nions J，et al. Effects of single-agent and combination chemotherapy for gestational trophoblastic tumors on risks of second malignancy and early menopause. J Clin Oncol，2015，33（5）：472-478.

10. El-Helw LM，Coleman RE，Everard JE，et al. Impact of the revised FIGO/WHO system on the management of patients with gestational trophoblastic neoplasia. Gynecol Oncol，2009，113（3）：306-311.

11. Taylor F，Grew T，Everard J，et al. The outcome of patients with low risk gestational trophoblastic neoplasia treated with single agent intramuscular methotrexate and oral folinic acid. Eur J Cancer，2013，49（15）：3184-3190.

12. Lawrie TA，Alazzam M，Tidy J，et al. First-line chemotherapy in low-risk gestational trophoblastic neoplasia. Cochrane Database Syst Rev，2016（6）：CD007102.

13. Eysbouts YK，Massuger L，Thomas C，et al. Dutch Risk Classification and FIGO 2000 for Gestational Trophoblastic Neoplasia Compared. Int J Gynecol Cancer，

2016，26（9）：1712-1716.

14. HERTZ R，LEWIS J Jr，LIPSETT MB. Five year's experience with the chemotherapy of metastatic choriocarcinoma and related trophoblastic tumors in women. Am J Obstet Gynecol，1961，82：631-640.

15. Soper JT，Evans AC，Conaway MR，et al. Evaluation of prognostic factors and staging in gestational trophoblastic tumor. Obstet Gynecol，1994，84（6）：969-973.

16. Lurain JR，Casanova LA，Miller DS，et al. Prognostic factors in gestational trophoblastic tumors：a proposed new scoring system based on multivariate analysis. Am J Obstet Gynecol，1991，164（2）：611-616.

17. 蒋芳，向阳，万希润，等. 妊娠滋养细胞肿瘤临床分期与预后评分系统（FIGO 2000）再评价. 中国实用妇科与产科杂志，2016，32（12）：1198-1203.

18. Dijkema HE，Aalders JG，de Bruijn HW，et al. Risk factors in gestational trophoblastic disease，and consequences for primary treatment.Eur J Obstet Gynecol Reprod Biol，1986，22（3）：145-152.

19. Palmer JE，Hancock BW，Tidy JA. Influence of age as a factor in the outcome of gestational trophoblastic neoplasia. J Reprod Med，2008，53（8）：565-574.

20. Lee YJ，Park JY，Kim DY，ct al. Comparing and evaluating the efficacy of methotrexate and actinomycin D as first-line single chemotherapy agents in low risk gestational trophoblastic disease. J Gynecol Oncol，2017，28（2）：e8.

21. Chapman-Davis E，Hoekstra AV，Rademaker AW，et al. Treatment of nonmetastatic and metastatic low-risk gestational trophoblastic neoplasia：factors

associated with resistance to single-agent methotrexate chemotherapy. Gynecol Oncol, 2012, 125 (3): 572-575.

22. Mousavi AS, Zamani A, Khorasanizadeh F, et al. Resistance to single-agent chemotherapy and its risk factors in low-risk gestational trophoblastic neoplasms. J Obstet Gynaecol Res, 2015, 41 (5): 776-783.

23. Ngan HY, Lopes AD, Lauder IJ, et al. An evaluation of the prognostic factors in metastatic gestational trophoblastic disease.Int J Gynecol Cancer, 1994, 4 (1): 36-42.

24. You B, Harvey R, Henin E, et al. Early prediction of treatment resistance in low-risk gestational trophoblastic neoplasia using population kinetic modelling of hCG measurements. Br J Cancer, 2013, 108 (9): 1810-1816.

25. You B, Deng W, Hénin E, et al. Validation of the Predictive Value of Modeled Human Chorionic Gonadotrophin Residual Production in Low-Risk Gestational Trophoblastic Neoplasia Patients Treated in NRG Oncology/Gynecologic Oncology Group-174 Phase III Trial. Int J Gynecol Cancer, 2016, 26 (1): 208-215.

26. Miller DS, Lurain JR. Classification and staging of gestational trophoblastic tumors. Obstet Gynecol Clin North Am, 1988, 15 (3): 477-490.

27. Gamer EI, Garrett A, Goldstein DP, et al. Significance of chest computed tomography findings in the evaluation and treatment of persistent gestational trophoblastic neoplasia. J Reprod Med, 2004, 49 (6): 411-414.

28. Vree M, van Trommel N, Kenter G, et al. The influence of lung metastases on the clinical course of gestational trophoblastic neoplasia: a historical cohort study.

BJOG，2016，123（11）：1839-1845.

29. Ngan HY，Seckl MJ，Berkowitz RS，et al. Update on the diagnosis and management of gestational trophoblastic disease. Int J Gynaecol Obstet，2015，131 Suppl 2：S123-126.

30. Soper JT，Clarke-Pearson D，Hammond CB. Metastatic gestational trophoblastic disease：prognostic factors in previously untreated patients. Obstet Gynecol，1988，71（3 Pt 1）：338-343.

31. Zhao J，Xiang Y，Wan XR，et al. Molecular genetic analyses of choriocarcinoma. Placenta，2009，30（9）：816-820.

32. Parker VL，Pacey AA，Palmer JE，et al. Classification systems in Gestational trophoblastic neoplasia - Sentiment or evidenced based？Cancer Treat Rev，2017，56：47-57.

低危妊娠滋养细胞肿瘤化疗方案的选择及疗效评估

近几十年来，由于有效治疗措施的出现及血清 hCG 作为肿瘤标志物的广泛应用，它已经成为目前治愈率最高的实体瘤，即便存在广泛转移的情况，仍可获得高于 90% 的治愈率。本章节将重点对低危 GTN 的化疗现状及其耐药相关的危险因素进行分析。

17. 低危妊娠滋养细胞肿瘤的定义

2000 年前主要依据世界卫生组织（WHO）的 GTN 预后评分对 GTN 患者进行分层，并根据评分来制定化疗方案及预测治疗的有效性。该评分系统按照年龄、末次妊娠性质、ABO 血型、转移病灶的部位等进行评分，计算各对应分值的总和，0 ～ 4 分为低危，5 ～ 7 分为中危，≥ 8 分为高危。2000 年，FIGO 将

WHO 的预后评分系统进行修改，并与解剖分期相结合形成了新的 FIGO 分期及改良预后评分系统。其中血型不再参与评分，肝转移的分值改为 4 分，并取消了中危的分层，将 6 分作为低高危的分界值。此评分系统主要是针对解剖分期为 Ⅱ～Ⅲ 期的患者，在临床上绝大多数 Ⅰ 期患者为低危，而Ⅳ期患者则为高危。在临床应用过程中，各国家的诊治中心根据自己的诊疗经验对低危患者的纳入做了相应的调整，这也从侧面反映了现行的 FIGO 改良预后评分系统仍存在的缺陷，需要进一步的临床研究来完善其临床应用价值。

18. 低危妊娠滋养细胞肿瘤的化疗现状

根据 2015 年 FIGO 关于 GTN 的治疗指南，低危 GTN 患者首选的化疗为单药化疗，报道最多的一线化疗药物主要为 MTX、Act-D、5-FU 等。虽然药物种类较为单一，但由于剂量、频率、给药方式以及入选标准等的不同，使得文献报道的初治低危 GTN 的完全缓解率千差万别，绝大部分集中在 50% ～ 90%。以下概述了目前临床上最常用的单药化疗方案(表6)及治疗效果。

（1）MTX 单药方案

MTX 是目前临床应用最广也是文献报道最多的单药化疗药物，文献报道的给药方案也多达五六种之多，根据一些相对大样本的回顾性研究和少数的前瞻及随机对照试验的结果，归纳了其中最具代表性的三种方案。

表 6　GTN 常用单药化疗方案

药物名称	给药方案	疗程间隔
MTX	1mg/kg 或 50mg, im 或 iv, 第 1、第 3、第 5、第 7 天; 四氢叶酸 0.1mg/kg, im 或 po, 第 2、第 4、第 6、第 8 天	2 周
	0.4mg/kg 或 15mg, im 或 iv, 连续 5d	2 周
	$30 \sim 50mg/m^2$ im	1 周
Act-D	$1.25mg/m^2$ iv	2 周
	$10 \sim 12\mu g/kg$ 或 0.5mg iv drip, 连续 5d	2 周
5-FU	$28 \sim 30mg/kg$ iv drip, 连续 $8 \sim 10d$	2 周[*]

注：[*]特指上一疗程结束至下一疗程开始的间隔时间。

　　Taylor 等总结分析了 289 例低危 GTN 患者，均采用 MTX 8d 给药方案作为初始化疗方案，总完全缓解率仅为 60%。英国另一 GTD 诊疗中心的 Sita-Lumsden 等对 554 例实施同样化疗方案的患者资料进行了总结，共 316 例（57%）获得了缓解，按照 FIGO 危险因素评分进行分层的结果如下：$0 \sim 1$ 分，75%；$3 \sim 5$ 分，50%；6 分，31%。法国 Chalouhi 等对 142 例应用此方案的低危 GTN 患者进行了统计，110 例患者获得了完全缓解，完全缓解率为 77.5%。

　　对于另外两种给药方案：MTX 5d 给药方案和 MTX 周疗，也有一些文献报道。美国 John I. Brewer 滋养细胞疾病中心的 Chapman-Davis 等报道了一组应用 MTX 5d 给药方案的低危 GTN 患者，完全缓解率可达 81%（290/358），在药物毒副反应上与其他给药方式无明显差别，同时更加方便和经济。韩国学者 Kang 等将 MTX 周疗方案与 MTX 8d 给药方案进行了比较，回顾性分析了 107 例接受 MTX 治疗的低危 GTN 患者，其中周疗方案为 48 例，采用的剂量为 $50mg/m^2$，完全缓解率为 70.8%；8d 给药方案为 59 例，完全缓解率为 69.5%；两组差异无统计学意义。在毒副反应方面周疗的Ⅲ～Ⅳ级的不良反应发生率则明显低于 8d 给药方案（2.1% vs. 13.6%），且能减少患者的住院天数从而更加便利。吕卫国等总结了 37 例应用 MTX 5d 给药方案治疗的低危 GTN 患者，共 34 例达到完全缓解，完全缓解率为 91.9%，严重毒副反应的发生率为 5.1%。

（2）Act-D 单药方案

Act-D 是另外一种常用的治疗低危 GTN 的药物，它同样可以获得和 MTX 相当甚至更高的完全缓解率，但是一些治疗中心报道了其严重的不良反应（如脱发、恶心、呕吐等），且 Act-D 需静脉给药，一旦外渗可造成局部软组织损伤甚至坏死等后果。近期一些文献报道则认为 Act-D 的毒副反应并没有比 MTX 明显。北京协和医院楼伟珍等报道了初治应用 Act-D 单次给药方案的 23 例低危 GTN 患者，18 例获得完全缓解，完全缓解率为 78.5%，总疗程数 120 个疗程，平均为 5.8 个疗程，其中严重毒副反应（3 级骨髓抑制和肝功能损害各 1 个疗程）发生率为 1.7%，在平均随诊 6.2 个月后有 1 例复发。该研究提示 Act-D 的单次给药方案可能是较为安全有效和简便经济的化疗方案。另外，近年一些随机对照试验将 Act-D 单药方案作为 MTX 单药方案的对照组，均显示出了较高的完全缓解率（70%～90%），且未发生严重不良反应。

（3）5-FU 单药方案

5-FU 是国内 GTN 诊疗规范推荐的化疗药物，在低危和高危联合化疗方面都有重要的应用，以 5-FU 和放线菌素为基础的化疗方案是我国首创的对高危 GTN 具有较好疗效的方案。FUDR 是 5-FU 的衍生物，具有更高的药物活性，并且毒副反应较低。北京协和医院万希润等总结报道了 74 例应用 FUDR 单药或者联合化疗的 GTN 患者，总完全缓解率达到了 91.9%（68/74），胃肠道毒副反应的发生率低于 5-FU，但骨髓抑制较为显著。9 例患者（5.4%）出现了 IV 度骨髓移植，其中 3 例因此改变了化疗方案，但是其复杂的给药方式和较长的用药时间限制了它的临床应用。

（4）单药 MTX 和单药 Act-D 方案的比较

值得一提的是，近几年有一些关于 Act-D 和 MTX 治疗低危 GTN 的疗效比较的随机对照试验。其中有 3 个随机对照试验比较的是 Act-D 单次给药方案和 MTX 周疗方案的完全缓解率（90% vs. 48%，89% vs. 50%，70% vs. 53%，$P < 0.05$），各组均未有严重毒副反应报道，且各组间的毒副反应的差异均无统计学意义。该研究还发现对于 FIGO 评分 5 ～ 6 分或者病理诊断为绒毛膜癌的病例，两种方案的完全缓解率分别为 42% 和 9%。3 个随机对照临床试验的结果均倾向于认为 Act-D 相比 MTX 在治疗低危 GTN 方面更加有效且安全经济。但是，Aghajanian 在对其中一篇文献的评论中认为，该试验选用的 MTX 周疗方案被认为是

MTX 的所有给药方案中疗效相对较差的，尤其是应用于较高的 FIGO 评分的病例时，用此方案与 Act-D 做比较难以使人信服，而且 Act-D 的长期安全性和对生育功能的影响等并未像 MTX 那样得到广泛的研究，所以对于一个临床治愈率接近 100% 的疾病，最大程度的减少短期和长期药物毒性是最重要的问题，作者建议应将不同的给药方式、第二肿瘤及对生育功能的影响等重要问题纳入研究。Alazzam 等综合了包括上述文献在内的 5 篇随机对照试验，针对低危 GTN 一线化疗的疗效和安全性问题更新了之前的系统综述。Theresa A Lawrie 等在 2016 年进一步更新上述综述，纳入 7 项随机对照试验研究（667 例），包括比较 MTX 周疗方案与 Act-D 单次给药方案的三项研究（393 例），比较 MTX 5d 方案与 Act-D 单次给药方案的一项研究（75 例），比较 MTX 8d 方案与 Act-D 5d 给药方案的一项研究（49 例）和比较 MTX 8d 方案与 Act-D 单次给药的一项研究，另一项研究没有结果数据。根据目前的结果，认为对于低危 GTN 患者，Act-D 比 MTX 应当更能达到初始治愈，化疗失败率更低（RR=0.65，95% CI：0.57 ～ 0.75）；两者的不良反应没有或几乎没有差别，仍有四项正在进行随机对照试验研究比较两种单药的效果。

19. 初次单药化疗耐药后的药物选择及其相关因素

（1）初次单药化疗耐药后的药物选择

对于一线化疗耐药的低危 GTN 患者，是应该选用另外一种单药化疗还是直接采用联合化疗？目前尚无定论。欧洲肿瘤内科学会的临床实践指南倾向于根据发生耐药时的血清 β-hCG 的数值来决定，如果发生耐药时血清 β-hCG > 300IU/L 则选择联合化疗，最终均可获得接近 100% 的临床治愈率。Lurain 等总结了 MTX 治疗失败后的低危 GTN 64 例，均接受 Act-D 单药方案，其中 48 例因为 MTX 耐药，另外 16 例则是由于无法耐受 MTX 的毒副反应，最终 48 例（75%）获得完全缓解，因耐药和不耐受毒副反应而换药的缓解率分别为 71% 和 88%。该研究还提示 FIGO 评分≥ 3 分和诊断为绒毛膜癌是导致单药失败的因素。

（2）初次单药化疗耐药的相关因素分析

目前文献报道的低危 GTN 的初治完全缓解率多为 60% ～ 80%，这意味着有相当一部分患者需要接受二线甚至三线的补救化疗，这不仅使她们暴露于更多的药物毒性，导致耐药的发生，而且延长了治疗时间，增加了治疗费用，给患者的心理和生活质量带来影响。所以如何将可能的耐药患者识别出来并在初治时便给予区别对待？这也是现行的 FIGO 预后评分系统的初衷，但是越来越多的实践证明以 6 分作为分界线并不完全恰当。

英国的 Sheffield 滋养细胞疾病中心的建议是将 FIGO 改良预后评分系统的低高危分界值由 6 分改为 5 分，或者将血清 β-hCG > 10^5IU/L 的对应分值由 4 分改为 6 分。El-Helw 等通过对 632 例患者的 Charing Cross 评分和 FIGO 评分进行对比分析后发现，FIGO 评分系统划分出的低危 GTN 患者的一线化疗耐药率增加。

Taylor 等对 289 例 FIGO 评分系统下的低危 GTN 患者进行回顾性队列研究发现，6 分患者中有 81% 对一线单药化疗耐药，而 < 6 分的耐药率仅为 34%；以血清 β-hCG 值是否 > 10^5IU/L 进行分组，两组耐药率分别为 84% 和 34%。英国另一研究中心 Charing Cross 医院的 McGrath 等也认为应该将治疗前血清 β-hCG > 10^5IU/L 作为一个独立的耐药危险因素，因其耐药率可达到 70%。在血清 β-hCG > 10^5IU/L 的 37 例患者中，有 3 例血清 β-hCG > 4×10^5IU/L 的患者一线单药化疗均未获得完全缓解，所以他们的建议是对于治疗前血清 β-hCG > 10^5IU/L 但 < 4×10^5IU/L 的可给予单药或者联合化疗，若血清 β-hCG > 4×10^5IU/L 则应直接给予联合化疗。Sita-Lumsden 等则对该医院 618 例低危 GTN 患者进行了分层，FIGO 评分为 6 分的患者完全缓解率仅为 31%，0 ~ 1 分为 75%，2 ~ 5 分为 50%。

Chapman-Davis 等对美国西北大学滋养细胞疾病中心 358 例低危患者的病例对照研究发现，一线化疗耐药组的 FIGO 评分 ≥ 3、临床病理诊断为绒毛膜癌的患者较多，且有较高的治疗前血清 β-hCG 水平和存在病灶的转移。Alazzam 等在总结对一线化疗药物的疗效进行随机对照试验时，也发现非葡萄胎妊娠、绒毛膜癌、较高的治疗前血清 β-hCG 水平及预后评分 5 ~ 6 分是可能的耐药相关的因素。Chalouhi 等则对 142 例接受一线化疗的低危患者进行了病例对照研究，结果显示患者年龄、治疗前血清 β-hCG 水平及 FIGO 评分 ≥ 4 分是耐药相关的危险因素，其中

FIGO 评分 ≥ 4 分的耐药率高达 37.5%。但是，由于研究方法的局限性，有些危险因素未能实现分层量化。

最近 Turkmen 等的研究也表明，导致低危 GTN 患者对 MTX 耐药的重要因素是治疗前血清 β-hCG 水平 ≥ 5000IU/L，对于治疗前血清 hCG 较高的低危患者不宜采用单药 MTX 化疗。

北京协和医院从 2013 年 1 月至 2016 年 10 月共有 135 例低危侵蚀性葡萄胎初治患者接受放线菌素单药治疗，其中 96 例患者（71.1%）经一线方案治疗后获得完全缓解。多因素分析中，能够预测发生单药耐药的因素包括：宫体侵袭性病灶（OR=7.5，95% CI：2.7 ~ 20.8，P < 0.001）、FIGO 预后评分 ≥ 5 分（OR=15.2，95% CI：1.5 ~ 156.1，P=0.022）和化疗前血清 β-hCG 水平较高（≥ 4000IU/L，OR=3.1，95% CI：1.2 ~ 8.3，P=0.021）。

20. 低危患者化疗方案选择的总结及观点

综上所述，我们认为对低危 GTN 的治疗应该个体化，首先一线化疗方案应结合本中心的治疗经验，选择 MTX、Act-D 或 5-FU 的单药方案，但目前的证据倾向于具有更好疗效的 Act-D。其次，对于治疗前血清 β-hCG > 10^4IU/L、临床病理诊断为绒毛膜癌或者 FIGO 评分 ≥ 5 分的患者建议直接应用联合化疗更为合适。同时，希望看到更多的对低危 GTN 患者化疗的随机对照试验研究开展，为临床决策提供更多的证据。

（向　阳）

参考文献

1. Seckl MJ, Sebire NJ, Berkowitz RS. Gestational trophoblastic disease. Lancet, 2010, 376 (9742): 717-729.

2. Berkowitz RS, Goldstein DP. Chorionic tumors. N Engl J Med, 1996, 335 (23): 1740-1748.

3. Ngan HY, Seckl MJ, Berkowitz RS, et al. Update on the diagnosis and management of gestational trophoblastic disease. Int J Gynaecol Obstet, 2015, 131 Suppl 2:S123-126.

4. Taylor F, Grew T, Everard J, et al. The outcome of patients with low risk gestational trophoblastic neoplasia treated with single agent intramuscular methotrexate and oral folinic acid. Eur J Cancer, 2013, 49 (15): 3184-3190.

5. Sita-Lumsden A, Short D, Lindsay I, et al. Treatment outcomes for 618 women with gestational trophoblastic tumours following a molar pregnancy at the Charing Cross Hospital, 2000-2009. Br J Cancer, 2012, 107 (11): 1810-1814.

6. Chalouhi GE, Golfier F, Soignon P, et al. Methotrexate for 2000 FIGO low-risk gestational trophoblastic neoplasia patients: efficacy and toxicity. Am J Obstet Gynecol, 2009, 200 (6): 643.e1-6.

7. Chapman-Davis E, Hoekstra AV, Rademaker AW, et al. Treatment of nonmetastatic and metastatic low-risk gestational trophoblastic neoplasia: factors associated with resistance to single-agent methotrexate chemotherapy. Gynecol Oncol, 2012, 125 (3): 572-575.

8. Kang WD, Choi HS, Kim SM. Weekly methotrexate (50mg/m (2))

without dose escalation as a primary regimen for low-risk gestational trophoblastic neoplasia.Gynecol Oncol，2010，117（3）：477-480.

9. 吕卫国，丁志明，谢幸，等．甲氨蝶呤单药治疗低危妊娠滋养细胞肿瘤的疗效．中国医学科学院学报，2003，25（4）：414-417.

10. Gilani MM，Yarandi F，Eftekhar Z，et al. Comparison of pulse methotrexate and pulse dactinomycin in the treatment of low-risk gestational trophoblastic neoplasia. Aust N Z J Obstet Gynaecol，2005，45（2）：161-164.

11. Osborne RJ，Filiaci V，Schink JC，et al. Phase III trial of weekly methotrexate or pulsed dactinomycin for low-risk gestational trophoblastic neoplasia：a gynecologic oncology group study. J Clin Oncol，2011，29（7）：825-831.

12. Yarandi F，Eftekhar Z，Shojaei H，et al. Pulse methotrexate versus pulse actinomycin D in the treatment of low-risk gestational trophoblastic neoplasia. Int J Gynaecol Obstet，2008，103（1）：33-37.

13. 万希润，杨秀玉，向阳，等．氟尿嘧啶脱氧核苷单约、联合方案治疗妊娠滋养细胞肿瘤患者的疗效．中国医学科学院学报，2003，25（4）：410-413.

14. Aghajanian C. Treatment of low-risk gestational trophoblastic neoplasia.J Clin Oncol，2011，29（7）：786-788.

15. Alazzam M，Tidy J，Hancock BW，et al. First-line chemotherapy in low-risk gestational trophoblastic neoplasia. Cochrane Database Syst Rev，2012（7）：CD007102.

16. Seckl MJ，Sebire NJ，Fisher RA，et al. Gestational trophoblastic disease：ESMO Clinical Practice Guidelines for diagnosis，treatment and follow-up. Ann

Oncol，2013，24 Suppl 6：vi39-50.

17. Lurain JR，Chapman-Davis E，Hoekstra AV，et al. Actinomycin D for methotrexate-failed low-risk gestational trophoblastic neoplasia. J Reprod Med，2012，57（7-8）：283-287.

18. El-Helw LM，Coleman RE，Everard JE，et al. Impact of the revised FIGO/WHO system on the management of patients with gestational trophoblastic neoplasia. Gynecol Oncol，2009，113（3）：306-311.

19. McGrath S，Short D，Harvey R，et al. The management and outcome of women with post-hydatidiform mole 'low-risk' gestational trophoblastic neoplasia，but hCG levels in excess of 100 000 IU 1（-1）. Br J Cancer，2010，102（5）：810-814.

20. Turkmen O，Basaran D，Karalok A，et al. Factors related to treatment outcomes in low-risk gestational neoplasia.Tumori，2017，103（2）：177-181.

高危及耐药性妊娠滋养细胞肿瘤的治疗策略

GTN 是一类对化疗高度敏感的肿瘤，自发现有效化疗药物以来，其治愈率可达 90% 以上，其中低危 GTN 患者的治愈率几乎接近 100%，而高危 GTN 患者的治愈率为 80% ～ 90%。然而，尽管妊娠滋养细胞肿瘤的治疗已经达到了令人满意的效果，但临床诊治工作中仍然存在一些难点问题，部分患者对化疗耐药，反复复发，部分高危患者病情凶险，预后极差，处理棘手。因此，合理且有效的治疗策略对于改善 GTN 患者的预后显得尤为重要。

21. 高危妊娠滋养细胞肿瘤的定义

GTN 是通过化疗为主的综合治疗可以达到治愈的效果。在治疗开始之前，应充分评估患者的病情，确定其临床分期及预后评分，并根据其分期和评分来制定化疗方案。目前国际上广泛采用的是 2000 年 FIGO 颁布的 GTN 临床分期及预后评分系统,此次修改将临床分期和评估预后的高危因素相结合,可以更好地反映病情及预后。通过 FIGO 评分可对 GTN 患者进行分层,FIGO 评分≤ 6 分为低危患者,> 6 分为高危患者。另外,尽管文献报道高危患者的 5 年生存率可达 80% ~ 90%,但其存在很大的异质性,Bolze 等发现 FIGO 评分≥ 13 分高危患者的 5 年死亡率明显高于 FIGO 评分< 13 分的患者(38.4% vs. 4.9%,$P <$ 0.001)。已往的多项研究也表明,FIGO 评分> 12 分是不良预后的独立危险因素。因此,FIGO 2015 妇癌报告中提出了极高危患者的新概念,将 FIGO 评分≥ 12 分或伴随肝脑转移或广泛转移的患者定义为极高危患者。

22. 高危妊娠滋养细胞肿瘤患者的初始治疗

在治疗开始之前,应对患者进行全面的评估以确定临床分期及预后评分,包括详细的病史、体格检查、血常规、肝肾功能、凝血功能以及血清 β-hCG;影像学检查,包括胸部 X 线片、胸部 CT、盆腔超声,必要时可行头颅 CT 或 MRI 等检查。在全面评估后,根据其临床分期、预后评分、年龄、生育要求、经济情况等综合考虑制定治疗方案。高危 GTN 患者的治疗原则以化疗为主,辅以手术或其他治疗的综合治疗。

19 世纪 70 年代,MAC 方案(MTX、放线菌素、环磷酰胺)是高危患者的一线联合化疗方案,其治愈率可达 63% ~ 71%。

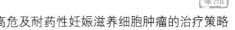

随后研究发现 CHAMOCA 方案（环磷酰胺、羟基脲、放线菌素 -D、MTX/ 四氢叶酸、长春新碱、阿霉素）可以将治愈率提高至 82%，但相比 MAC 方案，其不良反应更大。

发展至 19 世纪 80 年代，研究发现依托泊苷作为妊娠滋养细胞肿瘤的化疗药物十分有效，因此形成了包括依托泊苷的联合化疗方案——EMA/CO 方案（依托泊苷、MTX、放线菌素 -D、环磷酰胺、长春新碱），英国的滋养细胞疾病研究中心 Charing Cross 医院研究发现该方案，其治愈率可达 86.2% ～ 90.4%，且耐受性更好，不良反应更小，主要是骨髓抑制和肝肾毒性。目前，EMA/CO 方案仍是世界上广泛应用的一线联合化疗方案。由于妊娠滋养细胞肿瘤发病率低，且患者之间存在很大的异质性，目前尚无高质量的随机对照研究将 EMA/CO 和其他的联合化疗方案进行比较，因此，需要国际范围内多中心的合作研究来探索 EMA/CO 方案是否为最有效且毒性小的化疗方案。

另外，我国是妊娠滋养细胞肿瘤的高发区，在治疗高危病例方面也取得了丰富的经验，首创了以 5-FU 为主的联合化疗方案，后期发现 FUDR 相比 5-FU 有更高的药物活性及更低的毒副反应，从 2000 年起，5-FU 开始被 FUDR 所替代。FUDR 为主的化疗方案主要包括 FAV 方案（FUDR、放线菌素 -D、长春新碱）和 FAEV 方案（FUDR、放线菌素 -D、依托泊苷、长春新碱），其治疗高危病例的生存率可达 80% 以上，北京协和医院的资料显示，FAEV 方案对初始治疗的Ⅳ期高危患者的缓解率可达

80%。因此，对于高危 GTN 患者，可首选 FUDR 为主的联合化疗或 EMA/CO 方案。停止化疗的指征为在血清 β-hCG 降至正常后，继续巩固化疗 3 ～ 4 个疗程。

另外，对于 FIGO 评分 ≥ 12 分及伴随肝脑转移的极高危患者，指南建议可考虑选择 EMA/EP（依托泊苷、MTX、放线菌素 -D/ 依托泊苷、顺铂）方案作为初始化疗方案，也可考虑 TE/TP(紫杉醇＋依托泊苷 / 紫杉醇＋顺铂)、FA(FUDR＋放线菌素 -D)、FAEV (FUDR＋放线菌素 -D＋依托泊苷＋长春新碱)、MBE (MTX＋博来霉素＋依托泊苷)、ICE（异环磷酰胺＋顺铂 / 卡铂＋依托泊苷)、BEP（博来霉素＋依托泊苷＋顺铂）等方案。停止化疗的指征为在血清 β-hCG 降至正常后，建议继续巩固化疗 4 个疗程。英国 Charing Cross 医院的 Alifrangis 等提出对于广泛转移、肿瘤负荷大或 FIGO 评分 ≥ 12 分的病情凶险的患者，直接给予标准的一线化疗可能会造成严重的骨髓抑制导致大出血、休克，甚至多器官衰竭。为了避免这些严重的不良反应，该研究中心采用低剂量的 EP 方案作为起始化疗（依托泊苷 $100mg/m^2$ 和顺铂 $20mg/m^2$，第一天和第二天，每 7 天一次），1 ～ 2 个疗程后再开始 EMA/CO 的联合化疗，这样的化疗策略将危重患者的早期死亡率从 7.2% 降低至 0.7%，且不增加后续对 EMA/CO 的耐药率以及复发率。北京协和医院近 20 多年来对于这部分超高危尤其是合并心肺功能不全的患者采用 AE 方案（Act-D 500μg 和依托泊苷 100 mg/m² 1 ～ 3d，疗程间隔 2 周）1 ～ 2 个疗程，待肿瘤负荷下降、全身情况改善后再改为高危患者标准化疗方案进行治疗，也取得了满意的治疗效果。对于颅脑转移的患者，若有肿瘤破裂出血、颅内高压等紧急问题，需行急诊颅脑手术处理。一些中心也会进行急诊全脑放疗，但没有足够证据表明其可改善患者的长期预后，而且会增加记忆功能损害的风险。待病情稳定后，可尽早开始 EMA/CO 的化疗，并在给予 CO 化疗的同时行鞘内注射 12.5mg MTX。

23. 高危耐药妊娠滋养细胞肿瘤患者的补救化疗

尽管 GTN 可通过化疗治愈，但仍有 25% 左右的高危 GTN 患者对化疗产生耐药，需要补救治疗。目前，关于 GTN 耐药国内外尚无统一的诊断标准，一般认为 GTN 耐药是指在化疗期间血清 β-hCG 下降不满意，呈平台或升高，不论有无新的转移灶出现。2012 年 FIGO 妇癌报告中推荐 EMA/EP 方案作为 EMA/CO 或其他联合化疗耐药的首选补救化疗方案。英国 Charing Cross 医院的 Newlands 等对 22 例 EMA/CO 耐药的高危 GTN 患者进行分析，其中 95% 的患者在接受 EMA/EP 方案的补救化疗后达到缓解。Mao 等报道了 18 例 EMA/CO 耐药患者中，81.8% 的患者通过 EMA/EP 的化疗缓解。另外，TE/TP（紫杉醇 + 依托泊苷 / 紫杉醇 + 顺铂）、ICE（异环磷酰胺 + 顺铂 / 卡铂 + 依托泊苷）、BEP（博来霉素 + 依托泊苷 + 顺铂）、PVB（顺铂 + 长春新碱 + 博来霉素）、FAEV（FUDR+ 放线菌素 -D+ 依托泊苷 + 长春新碱）

等补救化疗方案也被使用。对于难治性的耐药患者，大剂量的化疗伴外周血自体干细胞移植的治疗效果尚需进一步证实。其中，以 FUDR 为基础的联合化疗 FAEV 方案是我国常用的化疗方案，北京协和医院对 2005 年到 2008 年间的 91 例高危耐药病例进行总结，研究发现 60.4% 的患者在接受 FAEV 的补救化疗后达到完全缓解，5 年生存率达 74.9%。但因为 GTN 发病率低，且患者之间存在很大的临床异质性，目前尚无高质量的研究比较上述各个补救化疗方案的有效性及毒副反应，因此，对于高危耐药患者最有效的补救化疗方案尚无定论。

24. 手术在耐药高危妊娠滋养细胞肿瘤治疗中的作用

尽管化疗是 GTN 患者的首选治疗方案，但部分患者存在持续的子宫病灶或转移病灶产生耐药，对于该部分患者，手术治疗也发挥着至关重要的作用。手术包括子宫病灶切除术、全子宫切除术、肺叶切除术、开骨板减压术、颅内病灶切除术以及其他部位转移病灶切除术。一方面，手术可以控制急性肿瘤破裂出血、颅内高压等危及生命的急诊情况来稳定病情；另一方面，手术可以切除孤立的耐药病灶，增加化疗敏感性，改善患者的预后。研究发现，大约有 50% 的高危 GTN 患者需要手术干预来达到治愈。北京协和医院的研究表明，1996—2006 年间的 42 例耐药且接受手术治疗的患者，32 例患者达到完全缓解，术前有生殖道和肺外转移、术前血清 β-hCG > 10IU/L 均是预后不良的危险因素。美国 John I. Brewer 研究中心也报道了在 50 例接受 EMA/CO 化疗的患者中，24 例接受了手术治疗，21 例达到治愈。Fleming 等报道了在 11 例存在肺部耐药病灶的患者中，10 例患者肺部手术后达到了完全缓解，患者的血清 β-hCG 在肺部耐药病灶切除后 1～2 周可降至正常。对于这些耐药的患者，选择合适的手术时机、严格把握手术适应证对改善患者的预后起着至关重要的作用。目前，普遍认为耐药性 GTN 患者的手术指征为：患者一般情况好，可耐受手术；转移灶为孤立的可切除病灶；无手术切除部位以外的活跃性转移灶；术前血清 β-hCG 应尽可能接近正常水平。

25. 放疗在高危妊娠滋养细胞肿瘤治疗中的作用

放疗在 GTN 治疗中的作用比较局限，主要用于脑、肝转移或肺部耐药病灶的辅助治疗。在脑转移的 GTN 患者中，放疗的主要作用是杀灭肿瘤细胞和控制急性病灶出血。Schechter 等总结了 21 例脑转移且接受全脑放疗的病例，放射剂量 ≥ 2200cGy 的患者中局部控制率为 91%，而放射剂量 < 2200cGy 的患者中局部控制率只有 24%。目前，推荐的全脑放疗剂量为 3000cGy，每天 200cGy 分段进行，同时给予联合化疗。但没有足够的证据表明全脑放疗可以改善脑转移 GTN 患者的长期预后，另外，全脑放疗也可能会造成迟发性的神经系统后遗症，主要为记忆力的

损害。因此，部分中心采用立体定向放疗或伽马刀进行放疗。在肝转移的 GTN 患者中，对于巨大肝转移不可切除或病灶出血的患者也可考虑全肝放疗。为了减少放疗相关肝炎的发生，推荐全肝放疗采用 2000cGy 的剂量，＞2 周分次进行。杜克大学的 Barnard 等报道了 15 例肝转移且接受全肝放疗同步化疗的 GTN 患者，只有 2 例（13%）存活。Bakri 研究发现，8 例肝转移接受了 MTX- 放线菌素 - 环磷酰胺化疗联合全肝放疗的患者，全部死亡；另外 8 例患者接受了依托泊苷为主的多药化疗未联合全肝放疗，其中 5 例存活。全肝放疗对肝转移瘤是否有效需更多的临床资料证明。另外，对于多次化疗未吸收的孤立、耐药的肺转移灶，也可考虑放疗，剂量一般控制在 4000cGy，直径＜2cm 的病灶效果较好，直径＞2cm 的病灶效果较差。

总之，高危 GTN 患者的临床异质性大，且部分极高危患者病情凶险，治疗相对复杂，应根据其个人情况选择合适的治疗。对于初治的高危 GTN 患者，应强调规范及时化疗的重要性，尽量避免人为诱导的耐药产生；对于病情凶险、处理棘手的极高危患者，应尽早识别，并转诊至有诊治能力的滋养细胞疾病诊治中心，结合化疗、手术、放疗、介入等联合的综合治疗，稳定患者病情，争取后续治疗的机会；对于耐药及复发的高危患者，应根据既往的治疗情况制定个体化的治疗方案，在积极化疗的同时，争取手术切除耐药病灶的机会，以进一步改善患者的预后。

（向　阳）

参考文献

1. Bolze PA, Riedl C, Massardier J, et al. Mortality rate of gestational trophoblastic neoplasia with a FIGO score of ≥ 13. Am J Obstet Gynecol, 2016, 214 (3): 390.e1-8.

2. Ngan HY, Seckl MJ, Berkowitz RS, et al. Update on the diagnosis and management of gestational trophoblastic disease. Int J Gynaecol Obstet, 2015, 131 Suppl 2:S123-126.

3. Berkowitz RS, Goldstein DP. Current management of gestational trophoblastic diseases. Gynecol Oncol, 2009, 112 (3): 654-662.

4. Bower M, Newlands ES, Holden L, et al. EMA/CO for high-risk gestational trophoblastic tumors: results from a cohort of 272 patients. J Clin Oncol, 1997, 15 (7): 2636-2643.

5. Alifrangis C, Agarwal R, Short D, et al. EMA/CO for high-risk gestational trophoblastic neoplasia: good outcomes with induction low-dose etoposide-cisplatin and genetic analysis. J Clin Oncol, 2013, 31 (2): 280-286.

6. Yang J, Xiang Y, Wan X, et al. Primary treatment of stage IV gestational trophoblastic neoplasia with floxuridine, dactinomycin, etoposide and vincristine (FAEV): A report based on our 10-year clinical experiences. Gynecol Oncol, 2016, 143 (1): 68-72.

7. Ngan HY, Kohorn EI, Cole LA, et al. Trophoblastic disease. Int J Gynaecol Obstet, 2012, 119 Suppl 2: S130-136.

8. Newlands ES, Mulholland PJ, Holden L, et al. Etoposide and cisplatin/etoposide, methotrexate, and actinomycin D (EMA) chemotherapy for patients

中国医学临床百家

with high-risk gestational trophoblastic tumors refractory to EMA/clophosphamide and vincristine chemotherapy and patients presenting with metastatic placental site trophoblastic tumors. J Clin Oncol, 2000, 18 (4): 854-859.

9. Mao Y, Wan X, Lv W, et al. Relapsed or refractory gestational trophoblastic neoplasia treated with the etoposide and cisplatin/etoposide, methotrexate, and actinomycin D (EP-EMA) regimen. Int J Gynaecol Obstet, 2007, 98 (1): 44-47.

10. Brown J, Naumann RW, Seckl MJ, et al. 15years of progress in gestational trophoblastic disease: Scoring, standardization, and salvage.Gynecol Oncol, 2017, 144 (1): 200-207.

11. El-Helw LM, Seckl MJ, Haynes R, et al. High-dose chemotherapy and peripheral blood stem cell support in refractory gestational trophoblastic neoplasia. Br J Cancer, 2005, 93 (6): 620-621.

12. Feng F, Xiang Y, Wan X, et al. Salvage combination chemotherapy with floxuridine, dactinomycin, etoposide, and vincristine (FAEV) for patients with relapsed/emoresistant gestational trophoblastic neoplasia. Ann Oncol, 2011, 22 (7): 1588-1594.

13. Lurain JR. Gestational trophoblastic disease II: classification and management of gestational trophoblastic neoplasia. Am J Obstet Gynecol, 2011, 204 (1): 11-18.

14. Feng FZ, Xiang Y, Cao Y, et al. [Efficacy of surgical management combined with chemotherapy in the treatment of drug-resistant gestational trophoblastic neoplasm]. Zhonghua Fu Chan Ke Za Zhi, 2008, 43 (10): 728-731.

15. Lurain JR, Singh DK, Schink JC. Role of surgery in the management of high-

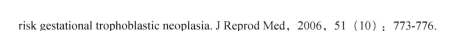
risk gestational trophoblastic neoplasia. J Reprod Med，2006，51（10）：773-776.

16. Fleming EL，Garrett L，Growdon WB，et al. The changing role of thoracotomy in gestational trophoblastic neoplasia at the New England Trophoblastic Disease Center. J Reprod Med，2008，53（7）：493-498.

17. Feng F，Xiang Y. Surgical management of chemotherapy-resistant gestational trophoblastic neoplasia. Expert Rev Anticancer Ther，2010，10（1）：71-80.

18. Schechter NR，Mychalczak B，Jones W，et al. Prognosis of patients treated with whole-brain radiation therapy for metastatic gestational trophoblastic disease. Gynecol Oncol，1998，68（2）：183-192.

19. Barnard DE，Woodward KT，Yancy SG，et al. Hepatic metastases of choriocarcinoma：a report of 15 patients. Gynecol Oncol，1986，25（1）：73-83.

20. Bakri YN，Subhi J，Amer M，et al. Liver metastases of gestational trophoblastic tumor. Gynecol Oncol，1993，48（1）：110-113.

FIGO 2015 妊娠滋养细胞肿瘤诊治指南更新解读与争议问题

GTD 是一组与异常妊娠相关的不常见疾病，包括良性的葡萄胎以及侵蚀性葡萄胎或转移性葡萄胎、绒毛膜癌、PSTT 和 ETT，其中后三者称为 GTN。恶性 GTD 也称为 GTN。侵蚀性葡萄胎的治疗基本与 GTN 相同。

26. 流行病学

葡萄胎在亚洲一些地区较常见，发病率高达 2/1000 次妊娠。欧洲和北美发病率通常 < 1/1000 次妊娠。近年来，亚洲国家葡萄胎的发生率有所下降，可能是由于经济和饮食的改善以及生育率的下降所致。绒毛膜癌的发病率难以估算，因其发生率低，约为 1/40 000 ～ 9/40 000 次妊娠，并且临床上由于缺乏组织病理学证据，发生于葡萄胎后的绒毛膜癌难以与侵蚀性葡萄胎相区分；

PSTT 和 ETT 比绒毛膜癌更为罕见。

27. 遗传和病理

（1）葡萄胎

细胞遗传学有助于区分 CHM、PHM 和水肿性自然流产。通常情况下，CHM 为二倍体，核型为 46，XX，其中两套染色体均来自父系；PHM 为三倍体，核型为 69，XXX 或 69，XXY，其中一套染色体为母系来源、两套染色体为父系来源；水肿性自然流产为二倍体，核型为 46，XX 或 46，XY，其中两套染色体分别来自父母双方。位于 11 号染色体上的印迹基因 CDKN1C 是一个父源印记而母源表达的基因，其蛋白表达产物 p57^{Kip2} 为细胞周期素依赖性激酶抑制剂。正是利用其父源印记、母源表达的特性，p57^{Kip2} 免疫组化染色阳性则显示母源基因的存在，而排除 CHM。需要补充说明的是：水肿性自然流产又有三倍体核型，但其中两套为母系来源、一套染色体为父系来源；另外，还有一种极为罕见的 BiCHM，染色体核型与正常妊娠一致，但是，虽然其为双亲来源，其中母源基因均处于印记沉默状态，因此，p57^{Kip2} 免疫组化染色在 BiCHM 中也呈阴性。

（2）侵蚀性葡萄胎

极少数情况下，侵蚀性葡萄胎和转移性葡萄胎是通过切除子宫或转移灶来诊断的。

（3）绒毛膜癌

绒毛膜癌的病理特征是无绒毛结构存在，有异常合体滋养细胞和细胞滋养细胞，常伴有坏死和出血。作为一种恶性肿瘤，可能会侵及子宫及其周围器官，常有远处转移，最常见的转移部位为肺，也可以转移到肝、脾、肾、肠和脑。

（4）PSTT

来源于胎盘床母体侧侵入子宫肌层的单核中间型滋养细胞，其大小和外观不一，可为棕褐色或淡黄色坏死灶，平均长径约5cm；肿瘤细胞有不规则的核膜，核深染，强嗜酸性或双染性细胞质，无绒毛结构。人胎盘催乳素（human placental lactogen，HPL）免疫组化染色呈强阳性，而血清 hCG 免疫组化染色只有局灶阳性或弱阳性。PSTT 需要和良性的胎盘部位超常反应相区分，后者的 Ki-67 指数更低，一般＜1%，而 PSTT 的 Ki-67 指数通常＞8%；PSTT 的 p63 染色呈阴性，可以和另一种更为罕见的中间型滋养细胞肿瘤——ETT 相鉴别。

（5）ETT

ETT 为绒毛膜型中间型滋养细胞肿瘤，通常表现为孤立、出血、实性或囊性病变，病变可能位于基底部、子宫下段、宫颈甚至阔韧带中。组织学上，中间型滋养细胞岛周围广泛坏死，合并玻璃样变基质。HPL、hCG、细胞角蛋白和抑制素-α染色均呈局灶阳性。通过 p63 免疫染色阳性可与 PSTT 相区分。ETT 可以与绒毛膜癌及 PSTT 共存，非典型胎盘部位结节（APSN）可以共存和（或）先于 ETT 和 PSTT 出现，因此，APSN 不能被视为良性。

28. 临床表现及诊断

（1）葡萄胎

葡萄胎最常见的表现是在妊娠期阴道异常流血，随着超声的普及，葡萄胎通常在早孕期间得到诊断。因此，妊娠剧吐、子痫、甲状腺功能亢进、肺动脉滋养细胞栓塞和子宫大小比孕周大这些经典的临床表现目前已不多见。在早孕期行超声检查 CHM 也不会出现典型的"落雪征"。胎儿部分缺失，囊性外观胎盘和变形孕囊可能提示早期葡萄胎。一些葡萄胎妊娠仅在自然流产后清宫的组织学检查得到诊断，甚至相当多的患者在清宫前超声诊断为胚胎停育。因此，对于所有清宫组织均应常规送病理检查。

（2）GTN

葡萄胎后发生的 GTN 一般无症状，患者通常是通过血清 hCG 的监测得到诊断。2000 年 FIGO 妇科肿瘤委员会会议根据血清 hCG 水平的变化以及组织学和特定的检查，规定葡萄胎后发生 GTN 的诊断标准如下：①每周监测血清 hCG，间隔 3 周、4 次测定持续平台，即：第 1、第 7、第 14、第 21 天；②每周监测血清 hCG，连续 2 周、3 次均较前一周上升，即：第 1、7、14 天；③葡萄胎清宫术后 6 个月以上血清 hCG 仍然处于高水平；④有组织病理学诊断为 GTN。其中平台是指血清 hCG 较上一周上升或下降均不超过 10%，上升则是指血血清 hCG 较上一周升高超过 10%；需要指出的是，在这一版的指南中取消了 2012 版肺部 X 线片检查的诊断标准，这是由于近年来临床研究发现有部分葡萄胎患者会在清宫前后的肺 CT 检查中发现典型的"肺转移"结节，按照 2012 版的指南，这些患者都会诊断为侵蚀性葡萄胎而给予化疗，然而其中有一部分患者如果不给予化疗，在严密随访过程中可以看到十分有趣的现象，即：随着血清 hCG 自然的下降，肺内"转移瘤"亦会随之缩小和消失，因此，被称为良性葡萄胎肺转移。这也是 2015 版指南中没有把转移性葡萄胎归为妊娠滋养细胞肿瘤的原因。

目前，临床医师都已十分重视葡萄胎清宫术后血清 hCG 的随访，因此葡萄胎后的 GTN 相对较容易诊断。但是，仅有约 50% 的 GTN 继发于葡萄胎，另外一半 GTN 则继发于自然流产、异位妊娠或足月产，由于这些类型的妊娠会被患者和医师视为相对"正常"，通常不会推荐这些患者常规进行血清 hCG 的监测。因此，非葡萄胎妊娠后的 GTN 发病常常隐匿、临床表现也很多样，可以为异常阴道出血或腹部、肺或脑等各种转移部位的出血所致的症状，如腹腔内出血、咯血、颅内高压症状、突发抽搐、晕厥等。当育龄女性出现上述异常表现时应注意与 GTN 鉴别，并监测血清 hCG 及相应部位的影像学检查以明确诊断。由于 2015 FIGO 指南中并未给出明确的非葡萄胎妊娠后 GTN 的诊断标准，北京协和医院所采用的标准如下：各种非葡萄胎妊娠终止后 4 周血清 hCG 仍未降至正常且呈升高趋势，排除妊娠物残留后可以诊断为 GTN。

（3）影像学检查在 GTN 诊断中的应用

胸片可以用于预后评分中肺转移灶的计数，胸片和肺 CT 可以用于诊断肺转移；超声或 CT 可用于肝转移的诊断；核磁共振或 CT 可用于脑转移的诊断。

（4）血清 hCG 监测

为了对 GTN 患者进行监测，应当测定各种形式的血清 hCG，如：整分子 hCG、β-hCG、核心 hCG、羧基末端 hCG、缺刻 - 游离 β、β 核心等，尤其推荐测定高糖基化 hCG（hCG-H）。hCG-H 无论在体内还是在体外都有促进侵袭的作用，此外，通过给予 hCG-H 的特异性抗体，可以完全阻断这种侵袭性和肿瘤形成作用。因此，hCG-H 作为一种细胞因子样的分子，在绒毛膜癌的植入、侵袭中起重要的调节作用。此外，hCG-H 与总 hCG 的比值 [hCG-H（%）] 可用于鉴别滋养细胞疾病有无活性，并可以将 hCG-H（%）作为滋养细胞疾病的早期肿瘤标志物。对于持续性低水平 hCG 病例，在排除了因异嗜性抗体导致的假阳性后应随访，因为其中有些病例可能会伴随 hCG 水平的升高而发展为 GTN。

29. 治疗

（1）葡萄胎的治疗

葡萄胎清宫应由有经验的妇科医师在超声监测下进行，尽量一次清宫干净，不常规行二次清宫术。如果首次清宫术前子宫超过妊娠 12 周大小、若勉强一次清宫干净有可能会造成子宫穿孔的风险增加，这种情况下可以在首次清宫后一周复查超声，证实有宫腔残留者再行二次清宫术。以往的观点认为葡萄胎清宫术中使用缩宫素会因子宫强烈收缩而导致转移的风险增加，而将缩宫素的使用列为葡萄胎清宫术中的禁忌。但是，目前研究发现，在充分扩张宫颈和清除出大量葡萄胎组织后使用缩宫素并不增加转移的风险，并可以减少大出血的风险。除非有子宫穿孔或难以控制的大出血等并发症的存在，否则没有子宫切除的指征。

葡萄胎清宫后监测血清 hCG 对于早期诊断葡萄胎后 GTN 非常重要，最近的数据显示，GTN 很少发生在血清 hCG 自然恢复到正常的患者，因此新的指南推荐血清 hCG 正常后避孕 6 个月即可再次妊娠；对于血清 hCG 自然降至正常后 6 个月内意外妊娠者，终止妊娠也并非必需，尽量避免 6 个月内再次妊娠。另外，需要特别强调的是，指南中所说的 6 个月是指血清 hCG 自然降至正常的患者，不包括采用了预防性化疗的患者，对于这些患者仍然推荐避孕一年，以防化疗药物的作用对后代产生不良影响。

以往认为宫内节育器或各种剂型的避孕药所致的异常阴道流血可能会干扰对病情的监测，因此，一直以来葡萄胎清宫后均推荐患者采用屏障法避孕。鉴于近年来的研究数据，2015 指南推荐口服避孕药对于葡萄胎清宫后的患者也是安全的。

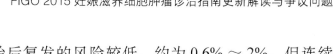

单次葡萄胎后复发的风险较低，约为 0.6% ～ 2%，但连续葡萄胎后再次发生葡萄胎的风险则大大提高，复发葡萄胎的妇女（尤其是有家族史者），有可能是特殊类型的 BiCHM，存在 *NLRP7* 和 *KHDC3L* 基因突变。

（2）正常妊娠合并葡萄胎

葡萄胎很少与正常妊娠共存，常常经超声诊断。由于葡萄胎的增长速度较正常妊娠快、因此，子宫体积增大明显，发生自然流产或早产的风险较高，很难获得足月产，但仍有约 40% 患者可获得活产，并且不增加 GTN 的风险。有些患者还有可能会继发甲状腺功能亢进、先兆子痫等，若无各种并发症且遗传学检测正常，则可以在严密监测下继续妊娠。

（3）GTN 的治疗

GTN 的治疗以化疗为主，化疗方案主要取决于分期和预后评分，每一例患者在接受治疗前均需要确定分期和预后评分。

1）低危 GTN 的治疗：常用于初治、低危患者的一线化疗方案有氟尿嘧啶、MTX 或 Act-D 单药化疗等（表 7），存活率可达 100%。随机对照研究分 3 组对低危 GTN 患者采用 MTX 和 Act-D 方案不同给药方式进行了比较，结果显示：脉冲式的 Act-D 方案优于 MTX 周疗，并且不增加毒副反应。而联合 MTX 和 Act-D 方案则明显增加了毒副反应，但并不提高治愈率。

表 7　低危 GTN 的单药化疗方案

单药方案	具体用法
MTX-FA	8d 方案（MTX 50mg im d1，d3，d5，d7；亚叶酸 15mg 于 MTX 24h 后口服，d2，d4，d6，d8）；每 2 周重复
MTX	0.4mg/kg（最大量 25mg）iv 或 im×5d；每 2 周一次
Act-D	脉冲给药 1.25mg/m² iv，每 2 周一次
Act-D	0.5mg iv×5d；每 2 周一次
其他	MTX 30～50mg/m² im，每周一次；MTX 300mg/m² 静点，每 2 周一次；5-Fu；依托泊苷

　　有学者研究结果认为，MTX 和 Act-D 单药化疗方案的疗效无明显差异：Yarandi 等比较了 MTX 5d 方案和 Act-D 每两周一次的脉冲方案对低危 GTN 患者的疗效，结果发现两组对于一线化疗的完全缓解率为 79%（MTX 组 78.1%，Act-D 组 80%）；21.9% 的 MTX 组和 20% 的 Act-D 组对一线化疗耐药而采用了二线单药化疗，其中 15.6% 和 16.7% 获得 CR；6.3% 的 MTX 组和 3.3% 的 Act-D 组需要多药联合化疗。两组间的差异无统计学意义。

　　Turkmen 等的研究表明导致低危 GTN 患者对 MTX 耐药的重要因素是治疗前血清 β-hCG 水平 ≥ 5000IU/L，对于治疗前血清 hCG 较高的低危患者不宜采用单药 MTX 化疗。也有学者总结了低危转移性 GTN 患者单药化疗失败的危险因素为：治疗前血清 hCG 水平 > 10^4 mIU/ml，年龄 > 35 岁，FIGO 评分 > 4 分，较大的阴道转移病灶。另外，由于 2000 版的 FIGO 评分将 0～6 分

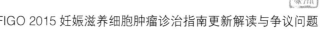

均归为低危，全部采用单药化疗似乎并不合适，一般而言，0~4分单药化疗效果较好，而5~6分者单药化疗失败率为80%，需要改为联合化疗方可达到临床缓解。因此，建议对低危患者进行分层，5~6分者或治疗前血清 β-hCG 水平较高者（≥ 10^4IU/L）直接选用联合化疗更为合适。

如果对第一种单药化疗有反应，但血清 hCG 不能降至正常水平，一般血清 hCG < 100IU/L 或 300IU/L，或者由于毒性阻碍了化疗的足够剂量或治疗频率，则可改为另一种单药化疗。如果对单药化疗无反应（例如出现化疗期间血清 hCG 水平升高或出现新的转移灶，或对两种单药化疗均反应不佳，血清 hCG 一直无法降至正常），则应改为联合化疗。血清 hCG 水平降至正常后，还需要原化疗方案巩固2~3个疗程，可以减少复发机会。低危 GTN 患者的完全缓解率接近100%。

2）高危 GTN 的治疗：高危 GTN 多采用多药联合化疗方案，最常用的是 EMA-CO（依托泊苷、MTX、放线菌素 -D、环磷酰胺、长春新碱），完全缓解率约为85%，5年总生存率为75%~90%。合并肝和（或）脑转移的患者预后差，高危患者在血清 hCG 降至正常后应巩固4个疗程化疗。

3）极高危 GTN 的治疗：在2015版指南中提到了极高危 GTN 的概念，是指预后评分≥ 12分、合并肝、脑或广泛转移的患者，通常对一线联合化疗反应较差，可以直接选用 EP-EMA 等二线补救化疗方案（表8），可能会产生较好的治疗反应和效果，也可以用于复发或晚期患者。

表 8 　二线补救化疗方案

方案	药物
EP-EMA	依托泊苷、顺铂 / 依托泊苷、甲氨蝶呤、放线菌素 -D
TP/TE	紫杉醇、顺铂 / 紫杉醇、依托泊苷
MBE	甲氨蝶呤、博来霉素、依托泊苷
VIP 或者 ICE	依托泊苷、异环磷酰胺、顺铂或卡铂
BEP	博来霉素、依托泊苷、顺铂
FA	5-Fu、放线菌素 -D
FAEV	氟尿苷、放线菌素 -D、依托泊苷、长春新碱
大剂量化疗联合自体骨髓或干细胞移植	

　　对于极其严重的病例，上述标准的二线补救化疗可能会引起严重的骨髓抑制导致出血、败血症，甚至多器官功能衰竭等。因此，刚开始治疗时可以采用低剂量较弱的化疗方案，如 VP-16（100mg/m^2）、顺铂（20mg/m^2），d1 ～ d2，每周一次，重复 1 ～ 3 周；待病情缓解后，再转为上述标准化疗。北京协和医院常用于标准化疗前较弱的方案为 AE 方案：Act-D 500μg，d1 ～ d3；VP-16（100mg/m^2），d1 ～ d3。

　　极高危 GTN 中脑转移患者的治疗，可以在 EMA/CO 方案中将 MTX 的剂量增加到 $1g/m^2$，这将有助于 MTX 穿过血脑屏障；或者在使用 CO 的同时鞘内注射 MTX 12.5mg。有些中心在化疗的同时给予全脑放疗（每天 200cGy，总量 3000cGy），或采用立体定向放疗。

4）手术的作用：手术在 GTN 的治疗中具有一定的作用，例如：子宫出血不能控制时，可以采用子宫动脉栓塞或子宫切除术；肝、胃肠道、肾、脾转移灶出血时，可能需要开腹止血；脑转移灶出血或颅内高压可行开颅手术；尤其是对于孤立的耐药病灶，在化疗疗程中通过切除孤立的脑、肺部结节或子宫，可以提高生存率，减少复发机会。

5）放疗的作用：除了治疗脑转移，放疗在 GTN 的治疗中作用有限。放疗是否比鞘内注射 MTX 对脑转移有效尚存在争议。

（4）PSTT 和 ETT 的治疗

PSTT 和 ETT 对化疗的敏感性低于绒毛膜癌，以往认为子宫切除术是其主要的治疗方式。如果患者希望保留生育功能，对于病灶局限者可以考虑采用保守性治疗（如刮宫、宫腔镜、腹腔镜或开腹切除病灶），除了要保证病灶清除的彻底之外，术中子宫重建也非常重要，以减少再次妊娠时子宫破裂的发生风险。关注病理结果，对于切缘阳性或有病理高危因素的患者术后及时化疗，EP-EMA 是最常用的化疗方案。此外，需要特别强调的是：对于病变呈弥漫性、有不良病理预后因素者，即使有强烈的生育意愿，也不适合一味追求保留生育功能而延误对肿瘤的治疗。距离前次妊娠 48 个月以上发病者是最显著的不良预后因素。

30. 随访

GTN 治疗结束后应定期监测血清 hCG 至少 12 个月，并严格避孕，以监测复发。虽然某些患者可能需要心理和性心理咨询，但是 GTN 治愈后对将来的生育、妊娠和后代均无影响。

（赵 峻 向 阳）

参考文献

1. 计鸣良，赵峻. 家族性复发性葡萄胎的分子遗传学及致病基因研究进展. 中华妇产科杂志，2015，50（8）：629-631.

2. 向阳. 宋鸿钊滋养细胞肿瘤学. 3 版. 北京：人民卫生出版社，2011.

3. 赵峻，向阳，郭丽娜，等. 胎盘部位滋养细胞肿瘤保留生育功能治疗 17 例临床分析. 中华妇产科杂志，2014，49（4）：265-269.

4. Cole LA, Butler SA, Khanlian SA, et al. Gestational trophoblastic diseases：2. Hyperglycosylated hCG as a reliable marker of active neoplasia. Gynecol Oncol, 2006, 102（2）：151-159.

5. Cole LA, Khanlian SA, Riley JM, et al. Hyperglycosylated hCG in gestational implantation and in choriocarcinoma and testicular germ cell malignancy tumorigenesis. J Reprod Med, 2006, 51（11）：919-929.

6. Lawrie TA, Alazzam M, Tidy J, et al. First-line chemotherapy in low-

risk gestational trophoblastic neoplasia. Cochrane Database Syst Rev, 2016 (6):
CD007102.

7. Lurain JR. Gestational trophoblastic disease Ⅱ: classification and management
of gestational trophoblastic neoplasia.Am J Obstet Gynecol, 2011, 204 (1): 11-18.

8. Ngan HY, Seckl MJ, Berkowitz RS, et al. Update on the diagnosis and
management of gestational trophoblastic disease. Int J Gynaecol Obstet, 2015, 131
Suppl 2:S123-S126.

9. Noal S, Joly F, Leblanc E. Management of gestational trophoblastic disease.
Gynecol Obstet Fertil, 2010, 38 (3): 193-198.

10. Turkmen O, Basaran D, Karalok A, et al. Factors related to treatment
outcomes in low-risk gestational neoplasia. Tumori, 2017, 103 (2): 177-181.

11. Yarandi F, Mousavi A, Abbaslu F, et al. Five-Day Intravascular Methotrexate
Versus Biweekly Actinomycin-D in the Treatment of Low-Risk Gestational Trophoblastic
Neoplasia: A Clinical Randomized Trial.Int J Gynecol Cancer, 2016, 26 (5): 971-
976.

胎盘部位妊娠滋养细胞肿瘤的临床病理特征及治疗新理念

PSTT 是一种较为少见的 GTN，通常发生于育龄期女性，其发生率约为 1/10 万次妊娠，占所有 GTN 的 1%～2%。

PSTT 发生的原因不清，PSTT 的基因型多为二倍体，但也有报道发现存在三倍体。PSTT 大多起源于女性胚胎，可能来源于双源基因产物的正常妊娠或完全性父源性葡萄胎，拥有至少一个来自父系的功能性 X 染色体。组织学上 PSTT 起源于绒毛外中间型滋养细胞（intermediate trophoblast，IT），病理特点为形态单一的胎盘种植部位的中间型滋养细胞，并且缺乏化疗敏感性。

根据北京协和医院不同年代的资料，1985—2000 年共收治GTD1311 例，其中绒毛膜癌 553 例，PSTT 仅 4 例，与绒毛膜癌的比例为 1：138。2000—2005 年收治妊娠滋养细胞肿瘤患者635 例，其中绒毛膜癌 348 例，PSTT 11 例，与同期绒毛膜癌的比例为 1：31.6。1998—2013 年收治 GTN 2086 例，其中绒毛膜癌 984 例，PSTT 57 例，与同期绒毛膜癌的比例为 1：17.3。从北京协和医院收治 PSTT 构成比的变化情况可以看出，PSTT 的比率上升了，并非是因为 PSTT 发生率的上升，而是由于近年来随着临床医师和病理医师对 PSTT 认识的增长以及各种诊断手段的应用，对 PSTT 的诊断水平有所提高，从而增加了 PSTT 的确诊率。本章节主要谈谈 PSTT 的临床病理特征及治疗方面的新理念。

31. 临床表现

（1）发病年龄及前次妊娠

PSTT 最常发生于生育年龄，亦有绝经后的病例报道。据我国多中心临床研究数据表明：前次妊娠大多数为足月妊娠（62%），其次为人工流产（20.4%）、自然流产（8.3%）、葡萄胎（7.4%）、前次妊娠性质不详（1.9%）。发病距离前次妊娠终止的时间长短不一，最短在剖宫产术中发现 PSTT，也有前次妊娠终止 33 年后并已绝经再发病的报道。

（2）症状和体征

1）停经和阴道流血：停经和不规则阴道流血是最常见的症状。有报道表明，停经和阴道出血分别见于 71.3% 和 35.2% 的患者。停经时间从 1 个月到 1 年不等，停经原因可能是肿瘤细胞分泌 HPL 导致高催乳素血症。阴道流血可持续几天到一年，多为少量持续出血，有的患者可表现为大量出血或经间期出血。

2）子宫增大：PSTT 可伴有子宫轻度增大，当肿瘤弥漫浸润子宫壁时，子宫均匀增大，而局限性肿块可导致子宫不规则增大。

3）并发症：子宫穿孔，包括由于肿瘤穿透肌层及浆膜层而导致的自发穿孔和由于肌层浸润而在刮宫等操作时发生的穿孔。约有 10% 的患者会并发肾病综合征，可能与肿瘤释放某些促凝物质激活了凝血系统、形成免疫复合物沉积于肾小球、引起肾小球滤过膜破坏所致，常于 PSTT 治愈后肾病综合征也随之消失。

4）转移：PSTT 进展缓慢，长时间局限于子宫内，大多数患者不发生转移，预后良好。但 15% ～ 35% 的病例发生转移，一旦发生则常常广泛播散，并且预后不良，如果治疗不当，死亡率可高达 10% ～ 20%。PSTT 最常见的转移部位为肺、肝脏和阴道，但是其他部位的转移（如头皮、脑、脾、肠、胰腺、肾脏、盆腔临近脏器、淋巴结和胃等）也有报道，其转移途径与其他类型 GTN 一样为血行转移。

32. 诊断

由于 PSTT 临床表现各异，并且缺乏特异性，因此该病的诊断通常比较困难，需要结合血清学、病理学、免疫组化、影像学等多项检查综合判断。

（1）血清 hCG

大多数患者伴有血清 hCG 低水平，不同于其他伴有高水平血清 hCG 的 GTN，PSTT 患者的血清 β-hCG 大多低于 1000mIU/ml。虽然血清 hCG 不能准确反映肿瘤负荷及良恶性，但对其进行动态监测可判断各种治疗的疗效及随访过程中肿瘤的复发和进展情况。

（2）病理学检查

PSTT 属于中间型滋养细胞肿瘤，其诊断标准必须以病理诊断为依据，不同于其他妊娠滋养细胞肿瘤的临床诊断。肿瘤切面多为棕褐色、黄色或白色，组织软脆，可有局灶性出血及坏死，但无绒毛膜癌样广泛坏死。过度的中间型滋养细胞活性是 PSTT 的重要诊断标准，镜下表现为由形态单一的中间型滋养细胞组成，呈束状、团状或针状浸润至子宫肌壁间，无绒毛结构，缺乏典型的细胞滋养细胞和合体滋养细胞。血管浸润明显，成簇的瘤细胞浸润血管壁或侵入血管腔内皮下，部分或整个血管壁可被瘤细胞代替，但因血管轮廓仍保持完整，故出血不明显。

根据北京协和医院的资料，所有接受了全子宫切除术的患者中，仅有 45.5% 的患者在切除子宫前行诊断性刮宫术。其中阳性（病理提示为 PSTT）占 40%，阴性（未提示 PSTT）占 60%，这可能是由于局限性病灶在诊刮时漏刮所致。说明诊刮阳性有助于 PSTT 的诊断，但诊刮阴性不能作为排除 PSTT 的证据。

（3）免疫学检查

虽然 PSTT 患者的血清 HPL 水平一般并不升高，但 HPL 免疫组化染色结果是 PSTT 诊断中的重要依据。文献报道，PSTT

患者的病理切片行 HPL 及 hCG 免疫组化染色阳性率分别为 94.3% 和 64.5%。Shih 提出三步鉴定模型，阐述了免疫组化检查在妊娠滋养细胞肿瘤诊断中的应用。p63、HPL 和 Ki-67 是妊娠滋养细胞肿瘤鉴别的重要标志物，p63 是一种与 p53 相似的抑癌基因，PSTT 和超常胎盘部位反应（exaggerated placental site，EPS）的免疫组化结果为 p63 阴性、HPL 阳性，而 ETT 和胎盘床结节（placental site nodule，PSN）则是 p63 阳性、HPL 阴性。Ki-67 指数作为细胞增殖指标，则可用于区别 PSTT 和 EPS，在 PSTT 中 Ki-67 指数通常＞ 8%，而在 EPS 中则＜ 1%。

（4）影像学

彩色多普勒超声检查是 PSTT 诊断的最初步检查。虽然单凭彩超很难确诊，但影像学上发现肌层内囊性结构、显著低阻血流，结合临床表现、血清 hCG 低水平等证据则应考虑到 PSTT 的可能。彩色多普勒超声检查还可以用于评价病灶的大小、位置、肌层浸润及血供情况等来协助诊疗。

PSTT 的 MRI 表现无特异性，但 MRI 能对肿瘤进行精准定位，在评估子宫病灶的可切除性上意义重大，是决定治疗方案尤其是手术方式、范围的重要依据。在 MRI 图像上的精确定位使得子宫病灶剔除术成为可能，患者可以免受子宫切除术而保留生育功能。可见，MRI 在 PSTT 患者中应用的意义不是确定诊断，而在于为保守性治疗提供依据。

胸部 X 线检查是发现肺部转移的最基本方法，CT 检查可以对原发肿瘤的大小、位置、浸润情况进行评估，也是对肿瘤转移、复发以及疗效评价的重要标准。

Chang 等的研究发现正电子发射断层显像（positron emission computed tomography，PET）在 PSTT 中具有重要价值，包括：发现化疗耐药病灶、排除 CT 的假阳性病灶、发现常规成像方法未能发现的新病灶、证实化疗后达到完全缓解。但是另一方面，PET 也有假阴性结果。总之，PET 对超出盆腔范围的转移性 PSTT 患者的肿瘤病灶定位、监测治疗反应、化疗后活性肿瘤的定位具有潜在价值。

（5）鉴别诊断

PSTT 是起源于中间型滋养细胞的罕见肿瘤，通常在血清中有较低的 hCG 免疫活性，因此，需要与早期绒毛膜癌等其他类型 GTN、静止期 GTN 或可以分泌少量 hCG 的非妊娠滋养细胞肿瘤（nGTN）相鉴别。

1）其他类型 GTN：EPS 是由胎盘种植部位中间型滋养细胞起源的疾病，通常被认为是 PSTT 的前期良性病变，二者的区别主要在病变程度。EPS 肌层浸润浅，在肌层内无结节团块的形成，正常胎盘床的特点存在并可见绒毛结构，无核分裂象，免疫组化 Ki-67 < 1%。

绒毛膜癌与 PSTT 的区别很显著，绒毛膜癌由合体滋养细胞（syncytiotrophoblast，ST）和细胞滋养细胞（cytotrophoblast，CT）组成，血清 hCG 显著升高，肌层、血管壁的浸润和破坏明显，造成广泛的坏死和出血，血清hCG免疫组化染色呈强阳性，二者鉴别并不困难，但需警惕二者有时可能同时存在。

ETT起源于平滑绒毛膜样中间型滋养细胞，其与PSTT相比的显著特点是广泛坏死伴有营养不良性钙化，且肿瘤周围围绕嗜酸性纤维样物质，使肿瘤外观呈"地图样"，血管浸润不明显。p63、HPL免疫组化染色结果与PSTT相反。

2）nGTN：有些nGTN（如生殖细胞肿瘤等）也可分泌低水平的血清hCG，因此在鉴别诊断中应考虑到这些疾病。

有研究分别测定并计算PSTT、nGTN、其他类型GTN患者血清β-hCG占总体hCG的百分比（hCGβ%），结果发现，在PSTT和可以产生hCG的非滋养细胞恶性肿瘤中，hCGβ%分别为（60%±19%）和（91%±11%），明显高于绒毛膜癌（9.3%±9.2%）和静止期滋养细胞肿瘤（5.4%±7.8%），如果采用35%为该值的切点，可以将PSTT与绒毛膜癌和静止期滋养细胞肿瘤相鉴别，PSTT的检出率可以达到100%，而没有假阳性；如果采用80%为该值的切点，则可以将PSTT和nGTN加以鉴别，检出率为77%，假阳性率为23%。由此，Cole LA等提出将血清β-hCG占总体hCG的比例（即hCGβ%）作为鉴别PSTT的有效手段，推荐的切点分别为35%和80%。Cole等在另一项研究中测定了128例患者的hCGβ%，其中45例为活性侵袭性滋养细胞肿瘤，83例为持续低水平hCG可疑患者，结果在这128例中，高比例hCGβ%患者（>30%）18例，病理证实其中13例为 PSTT，5 例为 nGTN。由此可见，hCGβ% 在 PSTT 的鉴别诊断中是有意义的，但具体数值的确定还需要更大样本的研究。

33. 治疗

PSTT 对化疗药物的敏感性远不及侵蚀性葡萄胎、绒毛膜癌等其他类型滋养细胞肿瘤，手术治疗是其主要的治疗方法。但对于广泛转移或复发的患者，手术结合多药联合化疗仍是重要的治疗手段。

（1）手术治疗

由于 PSTT 较长时间局限于子宫内，故对大多数患者而言，子宫切除术是首选的治疗方案。有相当一部分患者仅接受手术治疗就能达到完全缓解。有学者报道，Ⅰ期 PSTT 患者并未从化疗中获益，故 Schmid 等认为Ⅰ期患者仅接受手术治疗即可；多处转移及复发也并非手术治疗的禁忌证，相反，对于化疗无效并存在不良预后因素的 PSTT 患者可辅以手术治疗，包括对原发病灶或转移病灶的切除。在行全子宫切除术时，不常规对没有明确提示卵巢转移或卵巢癌家族史的绝经前患者行卵巢切除术。由于 PSTT 可以通过淋巴转移，因此，Schmid 等推荐行全子宫切除术同时进行盆腔及腹膜后淋巴结活检，而 Hyman 等则认为对于影像学上局限于子宫的病灶可以不进行淋巴结活检，术中淋巴结活检的必要性尚需商榷。

（2）化疗

PSTT 对化疗不十分敏感，化疗在 FIGO Ⅰ～Ⅱ期 PSTT 患者中的治疗地位仍不明确。不推荐 FIGO Ⅰ期行全子宫切除术的患者应用联合化疗，但通常对于Ⅱ～Ⅳ期的患者进行手术和化疗的联合治疗。有文献报道 FIGO Ⅲ～Ⅳ期 PSTT 患者的完全缓解率约为 30%。近十五年来，北京协和医院共收治这种罕见疾病 57 例，其中Ⅲ～Ⅳ期患者经过手术联合化疗等综合治疗，完全缓解率高达 87.5%。对于子宫外转移病灶（即 FIGO Ⅱ～Ⅳ期）或 FIGO Ⅰ期但合并有其他不良预后因素（如发病与前次妊娠终止间隔时间长、脉管浸润、深肌层受累、高核分裂象等）及手术后血清 β-hCG 仍持续上升的患者，除手术治疗外应多药联合化疗。依托泊苷 + 顺铂 / 依托泊苷 +MTX+Act-D（EP-EMA）方案是最常用的化疗方案。另外，对于术后病理提示有肿瘤活性者亦可给予化疗以降低复发概率。

（3）保留生育功能的治疗

随着近年来疾病监测技术的提高、化疗方案的改进，对 PSTT 患者保留生育功能的治疗方案成为可能。北京协和医院 1998—2013 年共有 17 例 PSTT 患者接受了保留生育功能的治疗，其疗效及复发情况与同期切除子宫的 40 例患者分别比较，差异均无统计学意义，随访治愈后再次妊娠的结局，有 6 例患者成功妊娠，并有 2 例经阴道分娩。因此，对于病灶局限、生育要求强烈的患者，可以行手术切除病灶，酌情辅以化疗来进行保留生育功能的治疗。但对于病变呈弥漫性、有不良预后因素者，即使有强烈的生育愿望，也不适合一味追求保留生育功能而延误对肿瘤的治疗。手术方式因人而异，可根据病灶的大小、位置、与子宫内膜和肌层的关系个性化选择清宫术、宫腔镜、腹腔镜、开腹病灶切除等术式。除了要保证病灶清除的彻底性之外，术中子宫重建也非常重要，以减少再次妊娠时子宫破裂的发生风险。关注病理结果，对于切缘阳性或有病理高危因素的患者术后及时化疗。

34. 预后及随访

由于 PSTT 发病率较低，目前对于影响其预后的关键因素还缺乏共识。通常临床上用 FIGO 预后评分系统评价侵蚀性葡萄胎、绒毛膜癌等 GTN 的预后，但预后评分对于 PSTT 似乎并不适用。有研究表明发病距前次妊娠的时间是影响 PSTT 预后的关键因素，有文献提出间隔 48 个月为独立预后危险因素，我国多中心临床研究表明 FIGO 分期是影响 PSTT 预后及复发的主要因素，其他影响预后的因素包括：FIGO GTN 预后评分为高危、前次妊娠为足月分娩以及一些不良病理特征，如高核分裂象、子宫深肌层浸润和伴有广泛坏死等。也有研究提示前次妊娠的类型、与前次妊娠间隔时间、诊断时血清 β-hCG 水平与患者的整体生存率没有直接关系，但这些结论的不同可能与样本量不足有关。

对 PSTT 患者应终身随访，尤其是接受了保留生育功能治疗的患者，应严密随访患者月经恢复情况、血清 β-hCG 水平，必要时行影像学检查。建议化疗后的患者终止化疗 1 年以上可再次妊娠；因接受病灶切除而有子宫瘢痕、未行化疗的患者避孕时间同一般剖宫产者；仅行宫腔镜或清宫术的患者也建议避孕 1 年以上，以免难以鉴别早孕与疾病复发的血清 β-hCG 水平变化。此类患者还应在孕期监测子宫瘢痕处的厚度、与胎盘位置的关系等，警惕瘢痕妊娠、子宫破裂等的发生。

总之，由于 PSTT 为较少见疾病，目前对其认识仍然有限，对其合理治疗方法及预后因素的评估仍有待商榷。随着临床及病理医师对这种疾病知识的积累，提高该病的诊断率，希望有更多设计合理的多中心临床研究对这种少见疾病进行标准化大样本的前瞻性研究，以得出更多有意义的结论。

（赵　峻　向　阳）

参考文献

1. 赵峻，向阳 . 胎盘部位滋养细胞肿瘤及其诊治 . 实用肿瘤杂志，2008，23（1）：5-7.

2. Kashimura M, Kashimura Y, Oikawa K, et al. Placental site trophoblastic tumor：Immunohistochemical and nuclear DNA study. Gynecol Oncol, 1990, 38 (2)：262-267.

3. 邓姗，杨秀玉 . 胎盘部位滋养细胞肿瘤的诊治 . 中国医学科学院学报，2002，24（4）：418-421.

4. Zhao J, Xiang Y, Wan XR, et al. Clinical and pathologic characteristics and

prognosis of placental site trophoblastic tumor. J Reprod Med, 2006, 51 (12): 939-944.

5. Zhao J, Lv WG, Feng FZ, et al. Placental site trophoblastic tumor: A review of 108 cases and their implications for prognosis and treatment. Gynecol Oncol, 2016, 142 (1): 102-108.

6. Xiao C, Zhao J, Li M, et al. Lupus nephritis associated with placental site trophoblastic tumor: A case report and review of the literature. Gynecol Oncol Case Rep, 2014, 9: 26-28.

7. Shih IeM. Trophogram, an immunohistochemistry-based algorithmic approach, in the differential diagnosis of trophoblastic tumors and tumorlike lesions. Ann Diagn Pathol, 2007, 11 (3): 228-234.

8. Shih IM, Kurman RJ. Ki-67 labeling index in the differential diagnosis of exaggerated placental site, placental site trophoblastic tumor, and choriocarcinoma: a double immunohistochemical staining technique using Ki-67 and Mel-CAM antibodies. Hum Pathol, 1998, 29 (1): 27-33.

9. Chang YL, Chang TC, Hsueh S, et al. Prognostic factors and treatment for placental site trophoblastic tumor-report of 3 cases and analysis of 88 cases. Gynecol Oncol, 1999, 73 (2): 216-222.

10. Cole LA, Khanlian SA, Muller CY, et al. Gestational trophoblastic diseases: 3. Human chorionic gonadotropin-free beta-subunit, a reliable marker of placental site trophoblastic tumors. Gynecol Oncol, 2006, 102 (2): 160-164.

11. Cole LA, Khanlian SA, Muller CY. Blood test for placental site trophoblastic

tumor and nontrophoblastic malignancy for evaluating patients with low positive human chorionic gonadotropin results.J Reprod Med，2008，53（7）：457-464.

12. Schmid P，Nagai Y，Agarwal R，et al. Prognostic markers and long-term outcome of placental-site trophoblastic tumours：a retrospective observational study. Lancet，2009，374（9683）：48-55.

13. Hyman DM，Bakios L，Gualtiere G，et al. Placental site trophoblastic tumor：analysis of presentation，treatment，and outcome.Gynecol Oncol，2013，129（1）：58-62.

14. Ngan HY，Seckl MJ，Berkowitz RS，et al. Update on the diagnosis and management of gestational trophoblastic disease. Int J Gynaecol Obstet，2015，131 Suppl 2：S123-S126.

15. 赵峻，向阳，郭丽娜，等 . 胎盘部位滋养细胞肿瘤保留生育功能治疗 17 例临床分析 . 中华妇产科杂志，2014，49（4）：1-6.

上皮样滋养细胞肿瘤生物学行为的新认识

GTN 是一类特殊组织学类型的妇科恶性肿瘤。自 20 世纪 50 年代以来，对这类疾病的诊治有了长足的进步，这种曾经初治患者的死亡率可以达到 90% 的恶性肿瘤，目前其完全缓解率已然达到 95% 以上。GTN 因而也成为人类最早得以治愈的实体瘤之一。但是，对于其中的少见病理类型，仍然认识不充分，存在着诊治的难点、困惑与争议。

ETT 是其中最为少见的类型，占整个 GTD 的 1.39% ～ 2%。ETT 是 GTN 中最晚得到认识并加入到分类中的一类肿瘤。

1982 年，Mazur 等在绒毛膜癌化疗后死亡的患者尸检标本中，发现肺转移病灶中的一些不寻常的细胞成分，随后在其他患者的肺转移病灶中也找到同样类型的细胞。这些细胞的特点是介于合体滋养细胞和细胞滋养细胞的中间类型，但又不同于 PSTT。他认为这是特殊类型的绒毛膜癌，称其为"不典型绒毛膜癌（atypical choriocarcinoma）"。直到 1994 年，对于这种病变的所有描述只见于化疗后的 GTN 患者中。直到 1998 年，Shin 和 Kurman 报道了 14 例没有 GTN 化疗病史的 ETT 患者，总结其临床及病理学特点，从而将这种肿瘤在病理类型上独立的分类出来。到 2003 年，WHO 首次将 ETT 纳入 GTN 的分类。根据目前最新的病理分类（2014 年 WHO 妇科肿瘤病理分类），GTN 亚分为绒毛膜癌、PSTT 和 ETT。后两者统称为中间型滋养细胞肿瘤。

根据组织学来源，中间型滋养细胞肿瘤来源于中间型滋养叶细胞。中间型滋养叶细胞进一步分为胎盘部位的中间型滋养细胞和绒毛膜型的中间型滋养细胞，后者恶变形成 ETT。近年来不断有不同特点的个案病例报告发表。对该疾病的认识在不断深入和逐渐全面，但仍然有很多未知因素。曾经一度认为 ETT 是类似于 PSTT 的低度恶性肿瘤，现在发现尽管 ETT 是生长缓慢的肿瘤，但很多 ETT 病例具有较强的侵袭性及致命性的临床结局。

35. 疾病的临床表现和病理学特征

ETT 发病罕见，到 2017 年 1 月为止，累计报道的 ETT 病例只有 110 余例。ETT 主要见于生育年龄的妇女，发病年龄平均 38.8 岁（范围 15 ~ 66 岁）；也可发病在绝经后女性，目前报道的绝经后病例有 6 例（绝经时间 10 ~ 17 年）。多数作者认为 ETT 与既往妊娠史相关，可以继发于各种妊娠，包括足月分娩（50%）、葡萄胎妊娠（9.2%）、自然流产（18%）和宫外孕（1%）；或继发于前次滋养细胞肿瘤（3%）。也有一些病例没有明确的前次妊娠史（18.2%）。发病距离前次妊娠的间隔时间从 2 周到 30 年不等。

ETT 的临床表现缺乏特异性。最常见的临床表现是异常阴道出血。据文献报道，59.1% 的患者就诊症状为不规则阴道出血，6% 的患者表现为月经异常（过多或闭经），部分患者伴有下腹部疼痛。少数患者可以没有异常阴道出血，而以下腹胀痛或停经及阴道分泌物异常为主诉就诊；个别病例以转移症状为首发症状；也有患者甚至没有临床表现。ETT 诊断时血清 β-hCG 水平一般较低，总结现有的病例，血清 β-hCG 的中位数是 252IU/L（范围：0 ～ 53 8330IU/L），血清 β-hCG 水平在诊断时为阴性（6.8%）和 > 1 万 IU/L（7.1%）的情况均少见，70% 的病例在 2500IU/L 以内。

由于没有特异的临床表现，和中等水平升高的血清 β-hCG，加上发病罕见，ETT 的术前诊断非常困难，常是术后病理意外发现。宫颈部位的 ETT 常被误诊为宫颈癌，而宫体部位的 ETT 常被误诊子宫肌瘤或其他妊娠相关疾病（如异位妊娠、绒毛膜癌等），只有个别病例是通过诊刮确诊为 ETT。

对于术前诊断，影像学有一定的价值，常用诊断方式包括 MRI 和 B 超。但相比于其他肿瘤，影像学表现的特异性不高。超声图像表现为子宫和（或）颈管肌壁内单发高度异质性回声结节，可凸向宫腔，多普勒血流信号值较低，与 PSTT 不同的是，ETT 肿块边界清楚，不呈浸润性生长。MRI 中，ETT 为实性占位，强 T2WI 信号（长 T2 等 T1，DWI 增强），根据病灶大小不同可有出血、坏死、钙化等表现；肿瘤直径 0.5 ～ 14.8cm 不等，形状多样，可以呈子宫肌层的实性结节或凸向宫腔的分叶状，甚至剖宫产瘢痕处的不规则病变。

对于典型的 ETT 病例，病理标本的大体表现和组织学 HE 染色有一定的特点，可以确诊。大体标本中病灶呈分散或孤立的膨胀性结节性生长，形成孤立的、出血性、囊实性结节状病灶。肿瘤切面为实性、囊性或囊实性相兼，肿瘤切面灰黄、灰褐，质地偏软。镜下检查可见瘤细胞由单核的中间型滋养细胞组成，形态相对一致，呈结节状或膨胀性生长，以及呈巢、索或片块状分布，有不同程度的出血坏死或钙化；典型的病灶为滋养细胞岛被广泛坏死区及玻璃样基质围绕，呈"地图样"外观。平均核分裂象可以是 2 ～ 30 个 /10HPF。

但是在意外发现的病例中，主要依靠病理诊断时就存在一定难度，既往的化疗会让细胞形态不典型，该病的少见性让病理医师很难想到这样的鉴别诊断。在不典型病例或化疗后的病例中，鉴别诊断主要依靠免疫组化结果。免疫组化上看，上皮来源的标志物呈阳性，如细胞角蛋白（AE1/AE3 和 CK18）、上皮膜抗原（epithelial membrane antigen，EMA）、上皮钙黏附蛋白（E-cadherin）及表皮生长因子（epidermal growth factor receptor，EGFR）。滋养细胞标志物中，HPL、hCG 和黑色素瘤黏附分子（Mel-CAM）以及胎盘碱性磷酸酶（placental alkaline phosphatase，PLAP）呈局部阳性；HLA-G 呈强阳性；抑制素 α

和 p63 则为弥漫性阳性。在鉴别 PSTT 和 ETT 时，p63 的结果有显著作用，在 ETT 中 p63 均阳性，在 PSTT 中 p63 均阴性；在与绒毛膜癌鉴别时，进一步以 p40 进行区分，细胞滋养细胞 p63 和 p40 均阳性，ETT 中 p63 阳性而 p40 阴性。CyclinE 用于区别 ETT（阳性）和胎盘部位结节（阴性），p16 用于鉴别宫颈鳞癌（阳性）和 ETT（阴性）。

另一个问题就是关于病理标本获得的问题。由于 GTD 常规不需要手术治疗，其诊断也是临床诊断，所以大部分 GTD 都没有病理结果。而对于 ETT 的病例，一定要病理诊断才能确诊。在 FIGO 和欧洲肿瘤内科学会的临床指南中，均提到在 GTN 临床诊断困难时，可尝试获取组织得到组织病理学诊断。因而推荐对于可疑滋养细胞疾病而诊断证据不足的患者，或者其他妇科肿瘤临床表现不典型的患者，应尽量通过手术获取组织标本，以便及早明确诊断。手术方式依据病变部位可以选择宫腔镜手术或诊刮术、腹腔镜或开腹手术，对于转移部位的肿瘤，有条件及时获得组织标本得到病理诊断也有助于避免 ETT 的漏诊。

ETT 可以合并其他 GTN 存在，给诊断带来了更大的难度。在子宫病灶可以看到胎盘部位结节和 ETT 同时存在及病变的过渡状态。ETT 也可以合并 PSTT 或者绒毛膜癌存在，迄今已有 10 例含 ETT 的混合型 GTN 病例报道。从滋养细胞发育的胚胎学过程看，中间型滋养细胞由细胞滋养细胞发育而来，通常认为它很少恶变，这可能也是其发病率低的一个原因。但是，在整个孕卵种植和胎盘形成过程中，都可能出现绒毛和绒毛外的各型滋养细胞分化异常，因而形成的妊娠滋养细胞肿瘤有可能是多种成分或者是多克隆起源的。也有推理认为 ETT 是绒毛膜癌或侵蚀性葡萄胎对大剂量化疗反应不好的结果，推测化疗延长了 GTN 的病程，允许细胞出现不典型的生长方式，或者化疗直接诱导了肿瘤的变异，在停止化疗后，这些细胞进一步生长成为 ETT。有研究报道了 4 例绒毛膜癌化疗后的患者，3 例表现为持续存在的子宫病灶，1 例为盆腔复发病灶。这 4 例患者均进行手术治疗切除病灶。病理结果发现这些肿瘤细胞表现出类似 ETT 的形态学和免疫组化结果（p63 阳性，CD146 阴性，HPL 阴性）。由此推论，在复发、难治性的绒毛膜癌病例中应当考虑是否合并存在 ETT 成分，ETT 的发生率也很有可能是被低估的。因而建议对于难治、复发的患者，应适时考虑手术的介入。但另一方面的困惑在于，在绒毛膜癌的病理成分中是以细胞滋养细胞和合体滋养细胞为主，可以存在少量的中间型滋养细胞，但是目前没有明确的诊断标准，究竟中间型滋养细胞成分占多大比例可以诊断绒毛膜癌合并 ETT，这也是值得学术界探讨的问题。

36. 关于疾病的分期与预后评分系统

根据 2015 年的 FIGO 妇癌肿瘤报告，FIGO 2002 年颁布了的 GTN 临床分期可用于 ETT 的分期，但其预后评分系统并不适用。ETT 的发病部位可以原发于子宫或子宫外。约 70% 的 ETT

位于子宫（包括宫底、子宫下段或宫颈）。子宫外病灶部位包括：阴道，阔韧带，输卵管，卵巢，宫颈旁组织、附件周围软组织，腹壁剖宫产瘢痕部位以及肺部（8%）、眼脉络膜等，这些病例有时很难判断是原发于此部位还是转移至此之后子宫的原发病灶消失。肺是最常见的转移部位（42%），其他转移部位包括：阴道、盆腹腔腹膜、小肠、肝脏、胰腺、皮肤、骨、脊柱，可以单一或多部位同时存在。淋巴结转移少见。由此推测，疾病的主要转移方式是血行转移，个别有盆腹腔种植转移和淋巴结转移。对于这30%原发于子宫外病灶的病例，使用 GTN 的临床分期是否合适有待商榷和讨论。根据现有的资料，子宫外孤立的 ETT 经过完整的手术切除，也可以达到良好的治疗效果，这与子宫内病灶转移至子宫外的病例还是有显著区别的。

37. 治疗方式的选择与争议问题

（1）手术治疗的范围

不同于绒毛膜癌以化疗为主的治疗方式，在 ETT 的治疗中，手术是目前比较公认的有效治疗方式。对于局限于子宫的病灶，全子宫或广泛性全子宫切除以完全切除子宫病灶后，疾病可以完全缓解。对于有转移的患者，手术切除所有病灶（原发灶及转移灶）被认为对改善预后也是有意义的。关于卵巢是否保留，文献病例中没有相关讨论，理论上认为该肿瘤并非激素依赖性疾病，卵巢转移的发生率也不高，所以不考虑常规切除卵巢，可根据患者年龄决定。对于复发的患者，如果能手术切除复发部位的病灶，仍然认为是有效的治疗方式。

在现有行淋巴结清扫的 11 例患者中，2 例术后病理提示淋巴结转移（1 例为诊刮诊断 ETT 而行根治性手术，1 例疑诊肺癌行肺癌手术）。因而对于术前影像学或术中探查提示有盆腔淋巴结增大者，可以考虑行淋巴结清扫术，但不推荐常规进行淋巴结清扫。这不同于之前对于 PSTT 的认识和手术方式的选择。

对于保留生育功能的手术，目前没有相关报道，对于子宫存在病灶但保留子宫的报道很少，有随访结局的更少，虽然有宫腔镜病灶切除后保留子宫随访 16 个月无复发的病例报道，但没有后期的生育结局情况。考虑到 ETT 具有较强的侵袭行为和对化疗的不敏感性，目前不常规推荐保留生育功能的手术。

（2）术前化疗

从其组织学来源推测，这是一类对化疗不敏感的肿瘤。现有的个案报道中，术前化疗均无法缩小肿瘤范围，在术前化疗中，肿瘤仍在增大，疾病继续进展，因而不推荐术前化疗。

（3）术后辅助化疗

术后辅助化疗的作用有所争议，不同文献的结果相互矛盾。有文献显示，对于 I 期的 ETT 患者，如果已经进行了全子宫切除手术，术后血清 β-hCG 降到正常者，不推荐化疗。对于 II～IV 期患者及治疗后复发的患者，有不少报道手术彻底切除原发灶及转移病灶后未化疗而长期无疾病生存的病例。但也有文献认为，术后化疗对于转移病灶的治疗有帮助，可以考虑术后化疗。目前文献中应用过的化疗方案包括 EMA-CO（放线菌素 -D、VP-16、MTX、环磷酰胺、长春新碱）、EMA-EP（放线菌素 -D、VP-16、MTX、顺铂）以及 FEAV（长春新碱、氟尿嘧啶、放线菌素 -D、VP-16）、PEB（顺铂、博来霉素、Vp-16）、MICE（异环磷酰胺、卡铂、VP-16）等。由于病例的异质性，无法推荐哪种方法更好，至于术后化疗的指征，以及巩固化疗多少疗程合适亦无明确定论。

38. 疾病的预后及影响因素

在 Shin 和 Kurman 的病例总结中，疾病的 Ki-67 的标记指数平均为 $18\% \pm 5\%$（范围 $10\% \sim 25\%$），疾病的转移率为 25%，病死率为 10%，疾病主要位于子宫体。随后的各种报道中，疾病的转移率可以高达 77.8%，死亡率高的队列可以到达 24%，复发率 30% 左右。北京协和医院报道的 9 例病例中，复发率和病死率均为 33.3%。总结现有文献中有随访数据的病例（82 例），随访时间中位数 17 个月（范围 $1 \sim 192$ 个月），无疾病生存期中位数是 20 个月（范围 $1 \sim 192$ 个月），疾病进展的病例占 12.2%（10/82）。在完全缓解病例中，复发率为 15.6%（10/64）。疾病死率为 14.6%（12/82）。由于文献病例中随访时间有限，病死率和复发率可能是被低估的。

早期的文献推测 ETT 的不良预后因素与 PSTT 相似，可能包括距离前次妊娠间隔＞4年，年龄＞40岁，核分裂象大于5～10个/HP。由于ETT更加罕见，目前数据很难验证这一结果。有作者总结文献病例发现FIGO分期是唯一的预后因素（P=0.005）。Shen等总结的病例显示，不良预后者均存在子宫多发病灶，侵及子宫全层并累及浆膜层。细胞低分化、细胞异型、核分裂指数高或存在血管侵袭则预后差，易迅速发生全身多脏器转移，对各种治疗反应差，病情持续进展，病死率高。而完全缓解无复发者，均为子宫单发病灶无深肌层浸入。也有文献总结分析显示，病变局限于子宫并完全切除子宫者预后良好，子宫外病灶和距离前次妊娠的间隔时间＞4年是不良预后因素。对于子宫外病灶要进一步区分，子宫外的盆腔种植性病灶的预后要好于经血行转移的病灶（如肺转移）。

总之，ETT是一类罕见的恶性滋养细胞肿瘤，到目前为止仅有110余例病例报道，其诊断主要依靠病理诊断。对ETT的行为特征仍了解不够充分。虽然ETT生长缓慢，但相比PSTT而言其恶性程度明显升高，一旦出现转移或复发，常常治疗效果不好。手术对于疾病的治疗有重要作用，术后的辅助化疗仍无规范可寻。子宫内多发病灶、出现子宫外病灶和距离前次妊娠间隔时间＞4年可能是不良预后因素。需要提高对该病的认识，收集更多的病例或进行前瞻性的临床试验以增加对疾病的认识，指导对疾病的诊断和治疗。

（蒋 芳 向 阳）

参考文献

1. Kim JH, Lee SK, Hwang SH, et al. Extrauterine epithelioid trophoblastic tumor in hysterectomized woman. Obstet Gynecol Sci, 2017, 60 (1): 124-128.

2. Hamazaki S, Nakamoto S, Okino T, et al. Epithelioid trophoblastic tumor: morphological and immunohistochemical study of three lung lesions. Hum Pathol, 1999, 30 (11): 1321-1327.

3. Shih IM, Kurman RJ. Epithelioid trophoblastic tumor: a neoplasm distinct from choriocarcinoma and placental site trophoblastic tumor simulating carcinoma. Am J Surg Pathol, 1998, 22 (11): 1393-1403.

4. Park JW, Bae JW. Epithelioid Trophoblastic Tumor in a Postmenopausal Woman: A Case Report. J Menopausal Med, 2016, 22 (1): 50-53.

5. Zhang X, Shi H, Chen X. Epithelioid trophoblastic tumor after induced abortion with previous broad choriocarcinoma: a case report and review of literature. Int J Clin Exp Pathol, 2014, 7 (11): 8245-8250.

6. Jordan S, Randall LM, Karamurzin Y, et al. Differentiating squamous cell carcinoma of the cervix and epithelioid trophoblastic tumor. Int J Gynecol Cancer, 2011, 21 (5): 918-922.

7. Keser SH, Kokten SC, Cakir C, et al. Epithelioid trophoblastic tumor. Taiwan J Obstet Gynecol, 2015, 54 (5): 621-624.

8. Okumura M, Fushida K, Rezende WW, et al. Sonographic appearance of gestational trophoblastic disease evolving into epithelioid trophoblastic tumor. Ultrasound Obstet Gynecol, 2010, 36 (2): 249-251.

9. Kageyama S, Kanoto M, Sugai Y, et al. MR Imaging of Uterine Epithelioid Trophoblastic Tumor: A Case Report. Magn Reson Med Sci, 2016, 15 (4): 411-415.

10. Shih IM, Kurman RJ. p63 expression is useful in the distinction of epithelioid trophoblastic and placental site trophoblastic tumors by profiling trophoblastic subpopulations. Am J Surg Pathol, 2004, 28 (9): 1177-1183.

11. Mao TL, Seidman JD, Kurman RJ, et al. Cyclin E and p16 immunoreactivity in epithelioid trophoblastic tumor—an aid in differential diagnosis. Am J Surg Pathol, 2006, 30 (9): 1105-1110.

12. Seckl MJ, Sebire NJ, Fisher RA, et al. Gestational trophoblastic disease: ESMO Clinical Practice Guidelines for diagnosis, treatment and follow-up. Ann Oncol, 2013, 24 Suppl 6: vi39-50.

13. Tsai HW, Lin CP, Chou CY, et al. Placental site nodule transformed into a malignant epithelioid trophoblastic tumour with pelvic lymph node and lung metastasis. Histopathology, 2008, 53 (5): 601-604.

14. Zhang X, Zhou C, Yu M, et al. Coexisting epithelioid trophoblastic tumor and placental site trophoblastic tumor of the uterus following a term pregnancy: report of a case and review of literature. Int J Clin Exp Pathol, 2015, 8 (6): 7254-7259.

15. Lu B, Zhang X, Liang Y. Clinicopathologic Analysis of Postchemotherapy Gestational Trophoblastic Neoplasia: An Entity Overlapping With Epithelioid Trophoblastic Tumor. Int J Gynecol Pathol, 2016, 35 (6): 516-524.

16. Ngan HY, Seckl MJ, Berkowitz RS, et al. Update on the diagnosis and

management of gestational trophoblastic disease. Int J Gynaecol Obstet，2015，131 Suppl 2：S123-126.

17. Ohira S，Yamazaki T，Hatano H，et al. Epithelioid trophoblastic tumor metastatic to the vagina：an immunohistochemical and ultrastructural study. Int J Gynecol Pathol，2000，19（4）：381-386.

18. Kuo KT，Chen MJ，Lin MC. Epithelioid trophoblastic tumor of the broad ligament：a case report and review of the literature. Am J Surg Pathol，2004，28（3）：405-409.

19. Arafah MA，Tulbah AM，Al-Husaini H，et al. Extrauterine epithelioid trophoblastic tumor arising in the ovary with multiple metastases：a case report. Int J Surg Pathol，2015，23（4）：339-344.

20. Noh HT，Lee KH，Lee MA，et al. Epithelioid trophoblastic tumor of paracervix and parametrium. Int J Gynecol Cancer，2008，18（4）：843-846.

21. Hsiue EH，Hsu C，Tseng LH，et al. Epithelioid Trophoblastic Tumor Around an Abdominal Cesarean Scar：A Pathologic and Molecular Genetic Analysis. Int J Gynecol Pathol，2017.

22. Theodossiadis P，Rouvas A，Nakopoulou L，et al. Epithelioid trophoblastic tumor. Ophthalmology，2007，114（7）：1421.

23. Li J，Shi Y，Wan X，et al. Epithelioid trophoblastic tumor：a clinicopathological and immunohistochemical study of seven cases. Med Oncol，2011，28（1）：294-299.

24. Chohan MO，Rehman T，Cerilli LA，et al. Metastatic epithelioid trophoblastic

tumor involving the spine. Spine（Phila Pa 1976），2010，35（20）：E1072-1075.

25. Lewin SN，Aghajanian C，Moreira AL，et al. Extrauterine epithelioid trophoblastic tumors presenting as primary lung carcinomas：morphologic and immunohistochemical features to resolve a diagnostic dilemma. Am J Surg Pathol，2009，33（12）：1809-1814.

26. Lurain JR. Gestational trophoblastic disease Ⅱ：classification and management of gestational trophoblastic neoplasia. Am J Obstet Gynecol，2011，204（1）：11-18.

27. Zhang X，Lü W，Lü B. Epithelioid trophoblastic tumor：an outcome-based literature review of 78 reported cases. Int J Gynecol Cancer，2013，23（7）：1334-1338.

28. Shen X，Xiang Y，Guo L，et al. Analysis of clinicopathologic prognostic factors in 9 patients with epithelioid trophoblastic tumor. Int J Gynecol Cancer，2011，21（6）：1124-1130.

妊娠滋养细胞疾病的病理学特征

GTN 是一组与妊娠相关的疾病，该疾病相对罕见。这类疾病可分为良性及恶性病变两种，其中良性病变包括 CHM、PHM、胎盘部位结节和 EPS。恶性病变包括侵蚀性葡萄胎、绒毛膜癌、PSTT 和 ETT。

39. 葡萄胎

可分为 CHM 及 PHM。对于葡萄胎的核型和遗传学分析有助于对葡萄胎进行分类。几乎所有 CHM 都是二倍体（46，XX；46，XY），大多数 PHM 是三倍体（69，XXY；69，XXX；69，XYY）。大多数二倍体核型的 CHM 是起源于单倍体的单精子与无核型的卵子结合，再在受精卵的核内复制。因此大多数的二倍体核型 CHM 是来自于纯合性雄性基因，因为它们的全部 DNA 核型都来自于父方，由一个精子传递到一个没有核型的卵子；然而包括线粒体 DNA 的细胞质是母系来源的。另一方面，大约 1/5

的 CHM 是双精子的，它们由一个无核型的卵子被两个精子受精而形成。个别三倍体或四倍体核型的 CHM 一样也来源于父系。罕见的双系来源的 CHM 也被发现和报道。

（1）CHM

大体标本特点：外观特征为一串串的葡萄样小泡。在妊娠中期的病例中更为明显，小泡的尺寸不一，直径 1mm ～ 1cm。CHM 基本上是没有胚胎的。

镜下表现：CHM 的绒毛特征是有大量的空腔。与正常绒毛不同的是滋养细胞的增生环绕绒毛分布、增生，具有细胞学的非典型性，见不到妊娠囊、羊膜、脐带以及胚胎。典型表现为在绒毛有由大量间质液体形成的中央储水池，引起绒毛膜绒毛的肿胀，细胞滋养细胞和合体滋养细胞在绒毛周围常有多灶性显而易见的大量增生，与早期胎盘的极性增生形成对比，CHM 的绒毛通常没有间质血管（图 5）。绒毛间质细胞明显的核碎裂也是一个常见的特征。

经典型（晚期）CHM 病理学特点主要为：①晚期 CHM 多发生于妊娠 12 周后，表现为一致性肿大的绒毛组织，水肿的绒毛中央可见储水池形成；②滋养细胞显著增生，失去极向，呈花边样环绕绒毛；③环绕绒毛增生的滋养细胞形成水母头样外观；④滋养细胞可出现轻度到中度不典型性，也可不出现；⑤缺乏胚胎组织，包括有核胎儿红细胞；⑥常见不典型种植部位，但这种特征也可出现在 PHM 中。

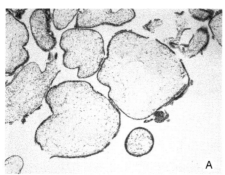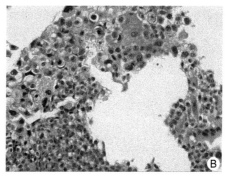

图 5　完全性葡萄胎（彩图见彩插 1）

注：A：一致性肿大的绒毛组织，水肿的绒毛中央可见储水池形成（HE×100）；B：水肿的绒毛周围可见滋养细胞显著增生，失去极向，滋养细胞具有轻度不典型性（HE×200）。

早期 CHM：①早期 CHM 是指妊娠 8～12 周出现，大体表现上与流产的组织形态无法区分；②绒毛形态是最有帮助的诊断特点；③早期 CHM 绒毛富含细胞，间质为蓝染黏液样；④典型绒毛形态为贝壳样或指状；⑤绒毛间质常见核碎裂；⑥缺乏胎儿血有核红细胞；⑦绒毛水肿不显著，绒毛中央储水池形成不显著或缺乏；⑧滋养细胞增生不显著或缺乏；⑨常见不典型种植部位，但这种特征也可出现在 PHM 中；⑩充分取材早期 CHM 的绒毛组织十分关键。

免疫组化特点：p57^{KIP2} 染色阴性，阴性的细胞为 CHM 绒毛的间质细胞和细胞滋养细胞的细胞核，而周围的蜕膜和绒毛外滋养细胞为阳性，可以用作染色的内参照。关于滋养细胞疾病免疫组化诊断与鉴别诊断的流程图见图 6。

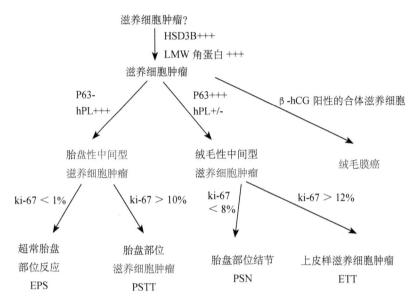

图6 诊断及鉴别诊断妊娠滋养细胞肿瘤的免疫组化流程

鉴别诊断：CHM、PHM 及水肿性流产三者之间形态有重叠之处，需要进行鉴别诊断。CHM 具有较明显的滋养细胞增生，包括合体滋养细胞、细胞滋养细胞及中间滋养细胞；相反，PHM 的滋养细胞增生呈局灶性，一般呈花边状或棒状。PHM 比 CHM 更易见到胎儿成分（例如胎儿有核红细胞等）。早期 CHM 常被误诊为水肿性流产，但水肿性流产缺乏增生的滋养细胞，其绒毛滋养细胞一般明显减少。

（2）PHM

大体标本特点：所见表现形态多样，往往找到不同比例的囊泡，或看到明显的胎儿或胎儿肢体。

镜下表现：正常的绒毛和水肿的绒毛混合存在，但非水肿性绒毛的存在无法准确区分是 PHM 还是早期 CHM。储水池一般形成不良，表现为不规则的迷路样。它们通常表现为不规则的扇形轮廓，并有滋养细胞包涵体。胎儿可能通过含有胎儿血红细胞的粗大血管而发育。其病理特征如下：① PHM 包含两种形态的绒毛组织：小的、纤维性的正常绒毛和大的水肿的绒毛；②水肿的绒毛可有中央储水池的形成和局灶滋养细胞增生；③大的、异常形态的绒毛表现为贝壳状，类似手指、脚趾；④包涵体形成主要是不规则形状的绒毛横切所致；⑤绒毛血管、胎儿有核红细胞、膜样物质和胎儿成分的发现有助于鉴别于早期 CHM；⑥可出现不典型的种植部位，但这种情况比 CHM 少见；⑦如果出现胎儿，多伴有缺陷；⑧最常见的 PHM 合并的胎儿畸形为第三指和第四指的融合。

免疫组化特点：p57^{KIP2} 染色阳性，是一个父系的印记抑制基因，如果有表达，表明妊娠物中含有母系的作用。

40. 侵袭性葡萄胎

定义是在子宫肌层或血管腔中出现水泡状胎块的绒毛。葡萄胎水肿性绒毛侵入肌层、血管或子宫以外的部位。镜下表现为肌层或血管腔中看到水肿的绒毛（图 7）。

免疫组化 p57 染色阴性。因为侵袭性葡萄胎显微镜形态典型，一般不需要借助免疫组化明确诊断，但在一些罕见病例中，当其诊断不明确时可以辅助诊断。

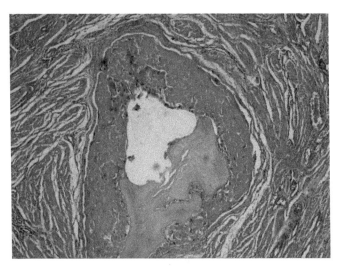

图 7　侵袭性葡萄胎（HE×100）：子宫肌层中看到退变水肿的绒毛（彩图见彩插 2）

41. 绒毛膜癌

绒毛膜癌是一种高度恶性肿瘤，肿瘤由大片具有双向形态分化的且具有明显非典型性的滋养细胞组成，肿瘤中没有绒毛结构。

大体标本特点：位于肌壁的出血、界限清晰的结节样肿物。

镜下表现：绒毛膜癌由合体滋养细胞、细胞滋养细胞以及中间滋养细胞混合构成，肿瘤细胞单个及成群排列，伴有明显的出血、坏死、血管侵犯。绒毛膜癌中没有肿瘤间质及血管，诊断性的、存活的肿瘤细胞位于出血灶周围（图 8）。①镜下表现多核的合体滋养细胞和单核的细胞滋养细胞、中间型滋养细胞构成的肿瘤；②可出现显著的细胞异型性；③在一些病例中仅见极少许合体滋养细胞；④显著的出血及坏死是其特征性表现；⑤不出现绒毛结构。

免疫组化特点：①合体滋养细胞及中间型滋养细胞 hCG、HPL 免疫组化染色阳性；②合体滋养细胞 hCG 强阳性，而中间型滋养细胞仅表现为弱阳性；③所有类型的滋养细胞弥漫强阳性表达上皮标志物；④ Inhibin 阴性。

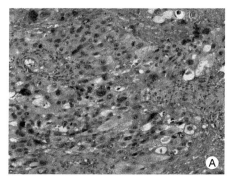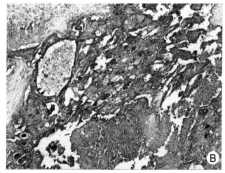

图 8　绒毛膜癌（彩图见彩插 3）

注：A：绒毛膜癌（×200）：显微镜下主要由 3 种细胞组成：细胞滋养细胞、合体滋养细胞及中间型滋养细胞，不形成绒毛结构。B：β–hCG 免疫组化染色（×200）：合体滋养细胞及中间型滋养细胞 β–hCG 弥漫阳性。

42. 胎盘部位结节

PSN 是一种边界清楚的病变，病变具有丰富的玻璃样变的间质，分散的、具有退变表现的中间滋养细胞浸润其中，这些细胞无明显的细胞非典型，但可出现个别核分裂象。

大体标本特点：大体仔细检查子宫内膜时，能够发现胎盘部位结节，它可以非常显著，或位于宫颈内。但多数病例只是在显微镜下被发现。病变是单个到多个卵圆形到圆形的界限清晰的小结节。

镜下表现：①胎盘部位结节的典型特征为玻璃样变性的纤维间质中分布着绒毛外上皮样滋养细胞（图9）；②纤维素提示新发生的种植部位，在胎盘部位结节中不可见；③滋养细胞核退变；④缺乏细胞核不典型性和核分裂象。

免疫组化特点：① Ki-67 免疫组化染色可以辅助判断增殖活性，Ki-67 增殖指数低，< 8%；②大多数病例中，免疫组化染色没有帮助意义，但肿瘤细胞 Inhibin 和 p63 免疫组化染色阳性，MelCAM 染色仅一部分细胞阳性。

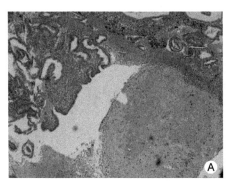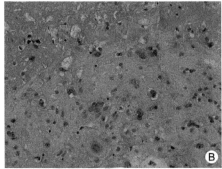

图9　胎盘部位结节（彩图见彩插4）

注：A：胎盘部位结节（HE ×100）：玻璃样变性的纤维间质中分布着绒毛外上皮样滋养细胞，周边可见分泌期子宫内膜；B：胎盘部位结节（HE ×200）：细胞轻度退变，无明显的细胞非典型。

鉴别诊断：主要鉴别诊断是 PSTT，它也是由中间型滋养细胞组成。相比较而言，PSTT 是由具有高度浸润性的滋养细胞组成，这些细胞具有亲血管性，生长在血管壁上以及血管内皮细胞表面，而胎盘部位结节缺乏血管，因而不出现血管内生长方式。免疫组化 Ki-67 增殖指数有助于两者的鉴别，胎盘部位结节的增殖指数低。

43. 超常胎盘部位反应

EPS 是一种正常种植过程的非肿瘤性过度反应，通常可与不成熟的绒毛同时出现。

镜下表现：①病理形态为子宫内膜和肌层内弥漫浸润的种植部位中间型滋养细胞肿瘤细胞（图 10）；②这些肿瘤细胞形态类似正常胎盘种植过程中的滋养细胞，多数为多核，无核分裂；③子宫内膜腺体和间质的螺旋动脉可被肿瘤细胞完全吞没，但肿瘤细胞间无坏死物；④相似的，子宫肌层间可见弥漫分布的滋养细胞，但不伴有坏死。

免疫组化特点：肿瘤细胞表达中间型滋养细胞标志物 HPL；增生指数低，Ki-67 低于 1%；p63 阴性。

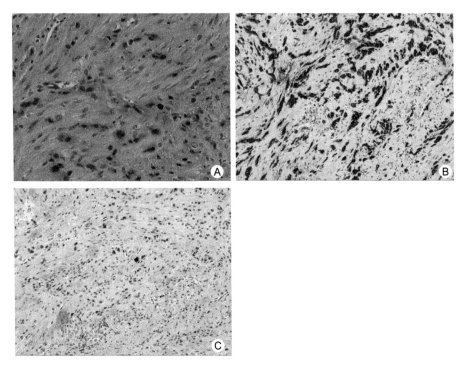

图 10　超常胎盘部位反应（彩图见彩插 5）

注：A：超常胎盘部位反应（HE ×200）：子宫肌层内弥漫浸润的种植部位中间型滋养细胞肿瘤细胞；B. IIPL 免疫组化染色（×200）：中间型滋养细胞弥漫阳性；C：Ki-67 增殖指数低于 1%（×200）。

44. 胎盘部位滋养细胞肿瘤

PSTT 是一种由中间型滋养细胞及细胞滋养细胞组成的单向性肿瘤，肿瘤中没有明显的合体滋养细胞成分。肿瘤起源于早期着床部位绒毛外滋养细胞。

大体标本特点：PSTT 为子宫肌壁间体积大、不连续的占位；肿瘤可以呈内生性或外生性生长，通常仅仅累及子宫体，偶尔延伸到宫颈，更为罕见的病变仅发生于子宫颈。

镜下特点：肿瘤细胞中等偏大、单核或多核、具有轻度到明显的细胞核的非典型性，核仁明显、胞浆嗜酸到透明、散在核分裂象，偶尔可见核内包涵体。这些肿瘤细胞以类似种植部位滋养细胞的方式穿透子宫肌层及血管（图11）。①肿瘤细胞是大的多角形绒毛外滋养细胞；②肿瘤细胞可为圆形、梭形，肿瘤之间间质少；③肿瘤细胞在子宫肌层间分布；④常见坏死；⑤核分裂数目不定，大多数病例为 1 ～ 2 个 /10HPF，最多可高达 50 个 /10HPF；⑥核分裂数与预后相关，核分裂数少于 5 个 /10HPF 患者预后差。

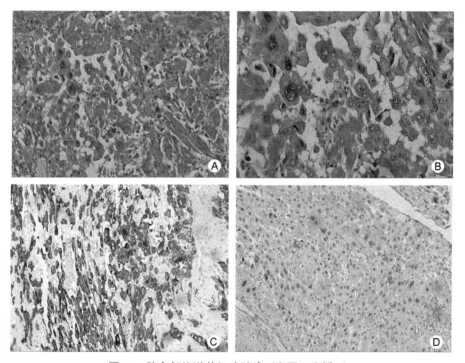

图 11　胎盘部位滋养细胞肿瘤（彩图见彩插 6）

注：A：胎盘部位滋养细胞肿瘤（HE ×100）：肿瘤细胞在子宫肌层间分布；B：胎盘部位滋养细胞肿瘤（HE ×200）：肿瘤细胞中等偏大、单核或多核、具有轻度到明显的细胞核的非典型性，核仁明显、胞浆嗜酸到透明、散在核分裂象，偶尔可见核内包涵体；C：HPL 免疫组化染色（×200）：肿瘤细胞弥漫阳性；D：p63 免疫组化染色（×200）：肿瘤细胞染色阴性。

免疫组化：MelCAM、HPL 及 Inhibin 阳性，p63 阴性，Ki-67 增殖指数＞ 10%。

鉴别诊断：绒毛膜癌、胎盘部位结节、EPS 以及鳞状细胞癌和未分化癌都需要与 PSTT 鉴别。EPS 是主要由中间滋养细胞组成，但其混有合体滋养细胞，一般不破坏周围组织，标本不形成肿块，评估核分裂活性或 Ki-67 染色有助于两者的鉴别，EPS 的 Ki-67 增殖指数＜ 1%。

PSTT 容易被误诊为恶性上皮性肿瘤，例如鳞状细胞癌或未分化癌，这是可以理解的，因为子宫上皮源性肿瘤的发生率要比罕见的 PSTT 常见，了解 PSTT 的特征有助于避免这种错误的发生。这些典型特征包括：浸润的生长方式是通过分开肌纤维进入子宫肌层，而不是直接破坏本身的组织；缺乏角化珠、细胞间桥以及胞质内黏液等。免疫组化表达滋养细胞肿瘤标志物也有助于鉴别诊断。

45. 上皮样滋养细胞肿瘤

ETT 由非常类似于平滑绒毛膜的单一群的中间滋养细胞构成的肿瘤。ETT 细胞中的细胞较小，无明显多形性，肿瘤呈结节生长，而不呈弥漫浸润方式生长。由于它们常常发生在宫颈，可能与玻璃样变的鳞状细胞癌混淆。

大体标本特点：表现为孤立的、包裹性的囊实性出血结节，肿瘤可侵犯子宫肌层或宫颈间质。

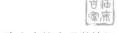

镜下表现：① ETT 由中等大小、形态相对单一的上皮样细胞组成，细胞之间界限清晰，类似中间型滋养细胞（图 12）；②细胞富含嗜酸性胞浆，细胞排列呈巢状、索状，肿瘤细胞融合形成大的膨胀性结节；③少见情况下，肿瘤细胞可出现显著的细胞不典型性，但总体来讲，ETT 表现为温和的一致大小的细胞构成；④一些病例中，ETT 沿子宫内膜或宫颈表面生长，形态类似宫颈原位鳞癌。

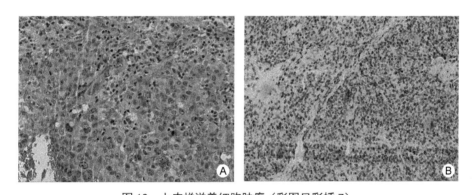

图 12　上皮样滋养细胞肿瘤（彩图见彩插 7）

注：A：肿瘤弥漫片状分布，肿瘤细胞中等偏大、单核或多核、核仁明显、胞浆嗜酸到透明、散在核分裂象（HE×200）；B：p63 免疫组化染色（×200）：肿瘤细胞核染色弥漫阳性。

免疫组化特点：①局灶表达 MelCAM，阴性表达 HPL；② p63、Inhibin、AE1/AE3 阳性；③细胞增生活性高，Ki-67 指数大于 12%；Ki-67 增殖指数＜ 8% 时支持诊断胎盘部位结节。

鉴别诊断：主要的鉴别诊断为子宫颈原发性鳞状细胞癌。因为两者均可出现嗜酸性玻璃样物质，类似于角化物质，鳞状细胞癌及 ETT 均表达 p63。但 ETT 具有特征性地图样坏死结构，这种结构在鳞状细胞癌或腺癌中少见。

（师晓华　向　阳）

参考文献

1. Biscaro A，Braga A，Berkowitz RS. Diagnosis，classification and treatment of gestational trophoblastic neoplasia. Rev Bras Ginecol Obstet，2015，37（1）：42-51.

2. Brown J，Naumann RW，Seckl MJ，et al. 15years of progress in gestational trophoblastic disease：Scoring，standardization，and salvage. Gynecol Oncol，2017，144（1）：200-207.

3. Horowitz NS，Goldstein DP，Berkowitz RS. Placental site trophoblastic tumors and epithelioid trophoblastic tumors：Biology，natural history，and treatment modalities. Gynecol Oncol，2017，144（1）：208-214.

4. Mangili G，Lorusso D，Brown J，et al. Trophoblastic disease review for diagnosis and management：a joint report from the International Society for the Study of Trophoblastic Disease，European Organisation for the Treatment of Trophoblastic Disease，and the Gynecologic Cancer InterGroup. Int J Gynecol Cancer，2014，24（9 Suppl 3）：S109-116.

5. Stevens FT，Katzorke N，Tempfer C，et al. Gestational Trophoblastic Disorders：An Update in 2015. Geburtshilfe Frauenheilkd，2015，75（10）：1043-1050.

附录：常用的 GTN 联合化疗方案

FAV 化疗（VCR+5-FU/FUDR+Act-D 化疗）

	组别	剂量	用法
组 1	VCR	2mg	iv 推 化疗前 3 小时（第 1 天用），床旁化药
	NS	500ml	
组 2	5-FU/FUDR	24 ～ 26mg/（kg · d）	iv drip qd（匀速，8h）
	5% GS	500ml	
组 3	Act-D	4 ～ 6μg/（kg · d）	iv drip qd（1）
	5% GS	250ml	
组 4	欧贝	8mg	iv drip qd
	5% GS	100ml	

注：1. 6d 为一个疗程，间隔 17 ～ 21d（按体重核对剂量）。

2. 有脑转移的患者用 10% GS（VCR 必须用 NS 30ml，以 10% GS 500ml 维持）。

3. 化疗 d1，d4 测体重（若入院当日即开始化疗，d2 再次测量核对空腹体重）。

4. FUDR 均量靠 24mg/（kg·d），5-FU 均量靠 26mg/（kg·d）。

5. 若测体重当日计算 FUDR 均量＞25.5mg/（kg·d），早晨通知护士先不化药，可能需改当日剂量。

6. 若前日腹泻＞3 次，早晨通知护士先不化药，视情况决定是否继续化疗。

FAEV 化疗（VCR+5-FU/FUDR+Act-D+Vp-16 化疗）

组别		剂量	用法
组 1	VCR	2mg	iv 推 化疗前 3 小时（第 1 天用），床旁化药
	NS	500ml	
组 2	VP-16	100mg/（m² · d）	iv drip qd（1h）
	NS	500ml	
组 3	Act-D	200μg/（m² · d）	iv drip qd（1h）
	5% GS	250ml	
组 4	5-FU/FUDR	800 ～ 900mg/（m² · d）	iv drip qd（匀速，8h）
	5% GS	500ml	
组 5	欧贝	8mg	iv drip qd
	5% GS	100ml	

注：1. 5d 为一个疗程，间隔 17 ～ 21d。

2. 有脑转移的患者用 10% GS（VCR 用 NS 30ml，以 10% GS 500ml 维持，VP-16 必须用 NS）。

3. 化疗 d1，d3 测体重。

4. FUDR 均量靠 800mg/（m² · d），5-FU 均量靠 900。

5. 若测体重当日计算FUDR均量＞850mg/(m² · d)，早晨通知护士先不化药，可能需改当日剂量。

CO 方案

组别			剂量	用法
第 8 天	组 1	VCR	2mg	iv 推 化疗前 3 小时
		NS	500ml	
		CTX	600 mg/m²	
	组 2	（或 IFO	1600 ～ 1800mg/m²	iv drip（2h）
		NS	500ml	

第 15 天　重复下一疗程第 1 天

注：1. 补液 1500 ～ 2000ml（用 CTX 者不需大量补液）。

2. IFO 时用 mesna 解救，用法：20% IFO 的量（一般为 400mg），0h、4h 和 8h。

3. 以上均在第 8 天进行。

EMA/CO （由 EMA 和 CO 两部分组成）

	组别		剂量	用法
第 1 天	组 1	Act-D	500μg	iv drip（1h）体重小于 40kg 用 400μg
		5% GS	250ml	
	组 2	VP-16	100mg/m²	iv drip（1h）
		NS	500ml	
	组 3	MTX	100mg/m²	iv 推
		NS	30ml	
	组 4	MTX	200mg/m²	iv drip（12h）
		NS	1000ml	
第 2 天	组 1	Act-D	500μg	iv drip（1h）体重小于 40kg 用 400μg
		5% GS	250ml	
	组 2	VP-16	100mg/m²	iv drip（1h）
		NS	500ml	
	组 3	CVF	15mg	im q12h
		NS	4ml	（从静脉推 MTX 开始 24h 后开始，共 4 次）

注：1. 水化 2 天，日补液总量 2500 ～ 3000ml，记尿量，尿量应 ＞ 2500ml/d，不足者应补液。

2. 碱化化疗当日碳酸氢钠片 1g qid（还可加 5% NaHCO₃ 100ml iv drip st）。

3. 测尿 pH 值 bid，共 4d，尿 pH ＜ 6.5，补 NaHCO₃。

4. 脑转移的患者用 10% GS（VP-16 必须用 NS）。

5. 以上均在第 1 天进行。

EMA/EP 方案

时间	方案
第 1 天	EMA：同 EMA/CO 方案第 1 天用药
第 2 天	EMA：只用 CVF
第 8 天	EP：化疗剂量要下调 20%，VP16 最大 200mg；DDP 最大 100mg
	VP-16　150mg/m^2　iv drip+NS500ml
	DDP（水剂）75mg/m^2　iv drip+NS500ml（DDP 需要水化）
第 15 天	重复下一疗程第 1 天

AE 化疗（VP-16+Act-D）

级别		剂量	用法
组 1	VP16	100mg/（m^2·d）	iv drip qd（1h）
	NS	500ml	（化疗第 1～第 3 天用）
组 2	Act-D	500μg	iv drip qd
	5% GS	250ml	（化疗第 1～第 3 天用）

注：3d 为一个疗程，间隔 9～12d；围手术期及重症患者常用。

ICE 化疗

组别		剂量	用法
组 1	VP-16	100mg/（m^2·d）	iv drip qd（1h）d1～d3
	NS	500ml	
组 2	IFO	1.2g/（m^2·d）	iv drip qd d1～d3
	NS	500ml	
组 3	卡铂	300mg/m^2	iv drip qd d1
	NS	500ml	

注：1. 有脑转移的患者用 10% GS。

　　2. IFO 时用 mesna 解救，水化 2d。

　　3. 3d 为一个疗程，每 21d 一周期。

TE/TP 化疗

	组别		剂量	用法
第 1 天	组 1	地塞米松	20mg	po 化疗前 12h, 6h
		西咪替丁	30mg	iv
		NS	100	
	组 2	紫杉醇	135mg/m²	3h
		10% 甘露醇	500ml	iv > 1h
		DDP	60mg/m²	
		（最大 100mg）		> 3h
		水化液	1L	
第 15 天				
		紫杉醇	135mg/m²	iv
		VP-16	150mg/m²	
		（最大 200mg）		iv
		NS	1L	

注：1. 有脑转移的患者用 10% GS。

2. 同紫杉醇和铂类的化疗。

3. TE 和 TP 两周交替，4 周为一疗程。

PVB 化疗

	用药	剂量	用法
	平阳霉素	30mg	im (9am)（静脉用 DDP 前一天用，此后每周 1 次）（体温 > 39℃，在静脉补液的情况下用 1/8 ~ 1/5 吲哚美辛栓入肛）
	NS	4ml	
第 1、第 2 天	VCR	2mg + NS 30ml	iv 推 化疗前 3 小时
第 1 ~ 第 5 天	5% GS	500 ~ 1500ml	iv drip
	25% MgSO₄	4ml	
	DDP（水剂）	20mg/m²	iv drip（尿量 > 100ml/h 用药）
	NS	500ml	

注：1. DDP 后补液：5% GS 1000 ~ 1500ml，Ringer's 1000ml，706 羧甲淀粉 500ml，15% KCl 20ml。

2. 每天在用 DDP 后应保持尿量 > 2500ml/d。

3. 5d 为一疗程，间隔 3 周。

VIP 化疗

组别		剂量	用法
组 1	VP-16	75mg/（m^2·d）	iv drip qd（1h） d1 ～ d4
	NS	500ml	
组 2	IFO	1.2g/（m^2·d）	iv drip qd d1 ～ d4
	NS	500ml	
组 3	DDP	20mg/（m^2·d）	iv drip qd d1 ～ d4
	NS	500ml	

注：1. 有脑转移的患者用 10% GS。

2. IFO 时用 mesna 解救，用法：20% IFO 的量（一般为 400mg），0h、4h 和 8h。

3. 4d 为一个疗程，每 21d 一周期。

FEV 化疗（VCR+FUDR+VP-16）

组别		剂量	用法
组 1	VCR	2mg	iv 推 化疗前 3 小时
	NS	500ml	（第 1 天用）床旁化药
组 2	FUDR	800mg/（m^2·d）	iv drip qd（匀速，8h）
	5% GS	500ml	
组 3	VP-16	100mg/（m^2·d）	iv drip qd（1h）
	NS	250ml	
组 4	欧贝	8mg	iv drip qd
	5% GS	100ml	

注：1. 有脑转移的患者用 10% GS（VCR 必须用 NS 30ml，以 10% GS 500ml 维持）。

2. 化疗 d3 测体重（若化疗 6d，则 d1、d3 天测体重，若入院当日即开始化疗，d2 天再次测量核对空腹体重）。

3. FUDR 均量靠 800mg/（m^2·d）。

4. 若前日腹泻＞ 3 次，早晨通知护士先不化药，视情况决定是否继续化疗。

5. 5d 为一疗程，间隔 17 ～ 21d。

FMEV 化疗（VCR+MTX+FUDR+VP-16）

组别		剂量	用法
组 1	VCR	2mg	iv 推 化疗前 3 小时
	NS	500ml	（第 1 天用）床旁化药
组 2	MTX	0.3mg/（kg·d）	im 最大量不超过 20mg
	FUDR	800mg/（m^2·d）	iv drip qd（匀速，8h）
组 3	5% GS	500ml	
	VP-16	100mg/（m^2·d）	iv drip qd（1h）
组 4	NS	250ml	
组 5	欧贝	8mg	iv drip qd
	5% GS	100ml	

注：5d 为一疗程，间隔 17 ～ 21d。

出版者后记
Postscript

1 年时间，365 个日夜，300 位权威专家对每本书每个细节的精雕细琢，终于，我们怀着忐忑的心情迎来了《中国医学临床百家》丛书的出版。我们科学技术文献出版社自 1973 年成立即开始出版医学图书，40 余年来，医学图书的内容和出版形式都发生了很大变化，这些无一不与医学的发展和进步相关。

近几年，中国的临床医学有了很大的发展，在国际医学领域也开始崭露头角。以北京天坛医院牵头的 CHANCE 研究成果改写美国脑血管病二级预防指南为标志，中国一批临床专家的科研成果正在走向世界。但是，这些权威临床专家的科研成果多数首先发表在国外期刊上，之后才在国内期刊、会议中展现。如果出版专著，又为多人合著，专家个人的观点和成果精华被稀释。

为改变这种零落的展现方式，作为科技部所属的唯一一家出版机构，我们有责任为中国的临床医生提供一个系统展示临床研究成果的舞台。为此，我们策划出版了这套高端医学专著——《中国医学临床百家》丛书。"百家"既指临床各学科的权威专家，也取百家争鸣之义。

丛书中每一本书阐述一种疾病的最新研究成果及专家观点，按年度持续出版，强调医学知识的权威性和时效性，以期细致、连续、全面展示我国临床医学的发展历程。与其他医学专著相比，本丛书具有出版周期短、持续性强、主题突出、内容精练、阅读体验佳等特点。在图书出版的同时，同步通过万方数据库等互联网平台进入全国的医院，让各级临床医师和医学科研人员通过数据库检索到专家观点，并能迅速在临床实践中得以应用。

在与专家们沟通过程中，他们对丛书出版的高度认可给了我们坚定的信心。北京协和医院邱贵兴院士表示"这个项目是出版界的创新……项目持续开展下去，对促进中国临床学科的发展能起到很大作用"。北京大学第一医院霍勇教授认为"百家丛书很有意义"。复旦大学附属华山医院毛颖教授说"中国医学临床百家给了我们一个深度阐释和抒发观点的平台，我愿意将我的学术观点通过这个平台展示出来"。我们感谢这么多临床专家积极参与本丛书的写作，他们在深夜里的奋笔，感动着我们，鼓舞着我们，这是对本丛书的巨大支持，也是对我们出版工作的肯定，我们由衷地感谢！

在传统媒体与新兴媒体相融合的今天，打造好这套在互联网时代出版与传播的高端医学专著，为临床科研成果的快速转化服务，为中国临床医学的创新及临床医师诊疗水平的提升服务，我们一直在努力！

科学技术文献出版社

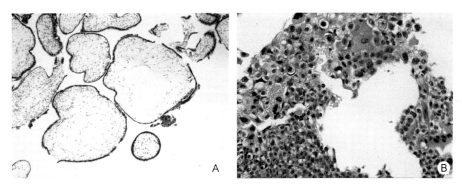

彩插 1　完全性葡萄胎（见正文 P155）

注：A：一致性肿大的绒毛组织，水肿的绒毛中央可见储水池形成（HE×100）；B：水肿的绒毛周围可见滋养细胞显著增生，失去极向，滋养细胞具有轻度不典型性（HE×200）。

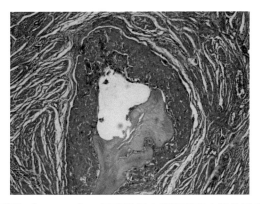

彩插 2　侵袭性葡萄胎（HE×100）：子宫肌层中看到退变水肿的绒毛（见正文 P158）

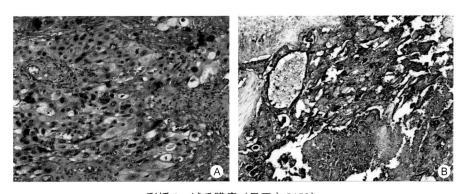

彩插 3　绒毛膜癌（见正文 P159）

注：A：绒毛膜癌（×200）：显微镜下主要由 3 种细胞组成：细胞滋养细胞、合体滋养细胞及中间型滋养细胞，不形成绒毛结构。B：β–hCG 免疫组化染色（×200）：合体滋养细胞及中间型滋养细胞 β–hCG 弥漫阳性。

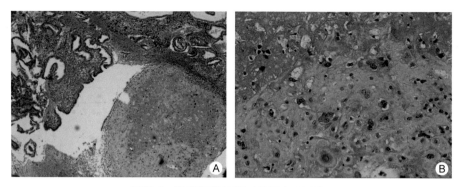

彩插 4　胎盘部位结节（见正文 P160）

注：A：胎盘部位结节（HE × 100）：玻璃样变性的纤维间质中分布着绒毛外上皮样滋养细胞，周边可见分泌期子宫内膜；B：胎盘部位结节（HE × 200）：细胞轻度退变，无明显的细胞非典型。

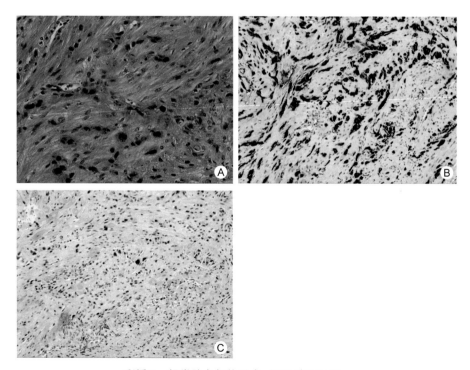

彩插 5　超常胎盘部位反应（见正文 P162）

注：A：超常胎盘部位反应（HE × 200）：子宫肌层内弥漫浸润的种植部位中间型滋养细胞肿瘤细胞；B：HPL 免疫组化染色（× 200）：中间型滋养细胞弥漫阳性；C：Ki-67 增殖指数低于 1%（× 200）。

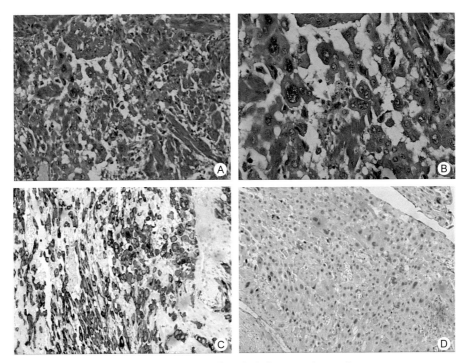

彩插 6 胎盘部位滋养细胞肿瘤（见正文 P163）

注：A：胎盘部位滋养细胞肿瘤（HE ×100）：肿瘤细胞在子宫肌层间分布；B：胎盘部位滋养细胞肿瘤（HE ×200）：肿瘤细胞中等偏大、单核或多核、具有轻度到明显的细胞核的非典型性、核仁明显、胞浆嗜酸到透明、散在核分裂象，偶尔可见核内包涵体；C：HPL 免疫组化染色（×200）：肿瘤细胞弥漫阳性；D：p63 免疫组化染色（×200）：肿瘤细胞染色阴性。

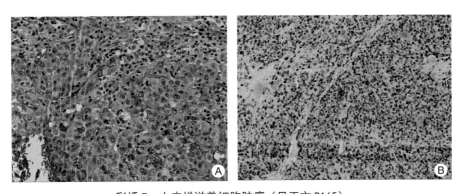

彩插 7 上皮样滋养细胞肿瘤（见正文 P165）

注：A：肿瘤弥漫片状分布，肿瘤细胞中等偏大、单核或多核、核仁明显、胞浆嗜酸到透明、散在核分裂象（HE ×200）；B：p63 免疫组化染色（×200）：肿瘤细胞核染色弥漫阳性。